Noi Donne di Firenze e dintorni

Il libro è dedicato a Cristina Cencetti

I guadagni del libro saranno donati in beneficenza Ad Associazione Tumori Toscana (ATT)

Se volete fare una donazione

Associazione Toscana Tumori

l'iban: IT 20 I 03069 02898 00000000 1700.

IL LIBRO NON VUOLE DARE CONSIGLI MEDICI MA SOLO RACCON-
TARE IL PROPRIO VISSUTO PER AIUTARE ALTRE DONNE CHE
HANNO INCONTRATO IL TUMORE.

34 Storie di donne operate di tumore al seno,

pubblicate su antonellaberti.wordpress.com

Noi Donne di Firenze e dintorni

Impaginazione Antonella Berti

Grafica e disegni di copertina Andrea Rulli

questionedibrand,home.blog

Progetto del 2018

IN RICORDO DI CRISTINA CENCETTI

Cara Cri" la mi biondina", ci hai lasciate prima che il libro fosse pubblicato. Hai fatto in tempo a vedere la prova di stampa che ci siamo distribuite al pranzo del gruppo a Viareggio ed eri già entusiasta di quello, adesso avresti fatto scintille. Sei stata sempre presente nelle nostre vite,nonostante tutte le tue gravi problematiche di salute di donna metastatica. Eri lucida su tutto ma, sempre un fiume in piena, con tanta voglia di fare, di fare sempre il più in fretta possibile, io ti dicevo, dammi il tempo di organizzarmi e,adesso comprendo perché volevi fare le cose sempre di fretta, senza dare il tempo. Sapevi che tu il tempo non lo avevi a disposizione. Come vedi, ho mantenuto fede al mio impegno di pubblicare il libro,come manterrò l'impegno, con la parte dei proventi che arriveranno, di fare donazione all'ATT che tanto ti ha aiutato.

Conservo i tuoi messaggi scritti e vocali e dire che ci manchi è poco. Il gruppo piano piano riprenderà la sua normalità in onore a te e con il tuo esempio di amare la vita.

Antonella Berti

E come ci hai insegnato tu Cri

"Tutte per una,una per tutte"

ricordo del primo pranzo

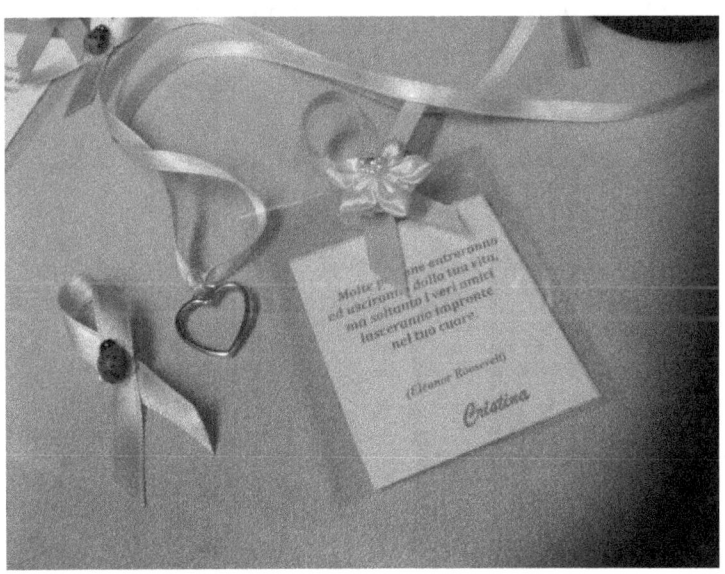

PREFAZIONE

Tutte per una, una per tutte

di Cristina Cencetti

Leggendo questi racconti si capisce, che la malattia più temuta è il cancro.

Il tumore al seno è entrato nella mia vita diversi anni fa, e un giorno navigando su internet, ho conosciuto un gruppo, mi sono iscritta, e ho fatto amicizia con molte donne, che erano lì come me, per la stessa esperienza.

Poi un giorno ho avuto l'idea di organizzare un pranzo, ho avuto partecipazione da donne di tutta Italia e in prima risposta da Valentino Villotti admin di un gruppo " cancro al seno".

E' stato un bellissimo evento, perché così è stato; donne incontrate per la prima volta, ma come conosciute da sempre.

Per me i capelli piano piano crescevano, iniziavo così a riprendere in mano la mia vita e il mio umore, sono ritornata di nuovo a dare aiuto e forza ad altre, che come me affrontavano la malattia.

Fu così che pensai a un gruppo tutto mio... un gruppo di donne toscane; contattata Marialuisa Ciotola con il suo aiuto come admin, abbiamo iniziato a metter insieme il puzzle; con lei e altre amiche del gruppo appena creato, andavamo in ospedale a far visita alle donne di Firenze, facevamo colazione, passeggiate e chiacchierate.

Iniziarono cene e il gruppo, e il gruppo si allargò fino ai dintorni di Firenze.

Da qui la decisione di affiancare un'altra admin ... Fulvia Massidda, anche lei sempre presente fino a poco tempo fa.

Io ho iniziato a peggiorare con l'arrivo di nuove metastasi, per questo la mia decisione di nominare una nuova admin Angelica Perrone.

Mi sento coccolata e circondata di affetto da tutte le mie donne; non mi sono mai isolata, non ho mai avuto paura di niente, so tutto della mia malattia, delle mie cure e delle conseguenze...

MA IO AMO LA VITA E COMBATTO

Il gruppo è per me una seconda famiglia, ci consoliamo nei momenti di difficoltà, e gioiamo nei momenti belli, condividiamo idee riguardanti le nostre esperienze.

Siamo donne dal sorriso contagioso e con lo sguardo sincero, con sempre parole amiche e con la voglia di ritrovarci di nuovo ogni volta che stiamo vicine.

La malattia è stata per me una grande occasione per imparare a rispettare e amare ancora gli altri più di prima.

Il tempo scorre e ogni giorno della vita è prezioso, non dobbiamo sprecarlo in inutilità.

Grazie alle varie donne e amiche che con esperienze diverse nella malattia hanno avuto il coraggio di raccontarsi.

Grazie a Antonella Berti per la pubblicazione dei racconti nel suo personale Wordpress.

Sempre nella memoria di NOI DONNE DI FIRENZE E DINTORNI:

Angelica Rebecca Linda, Stefania Bettolla, Daniela Viola Veronesi, Annatonia Palermo, Simonetta Goretti, Claudia Vecoli, Jiulia Greco, Cristina Elegante.

Belle le mì donne, vi voglio bene

Cristina

Cristina ci ha lasciate il 12 Aprile 2020 grazie a lei esiste un gruppo su Facebook che per lei è stato una seconda famiglia

Noi donne di Firenze e dintorni

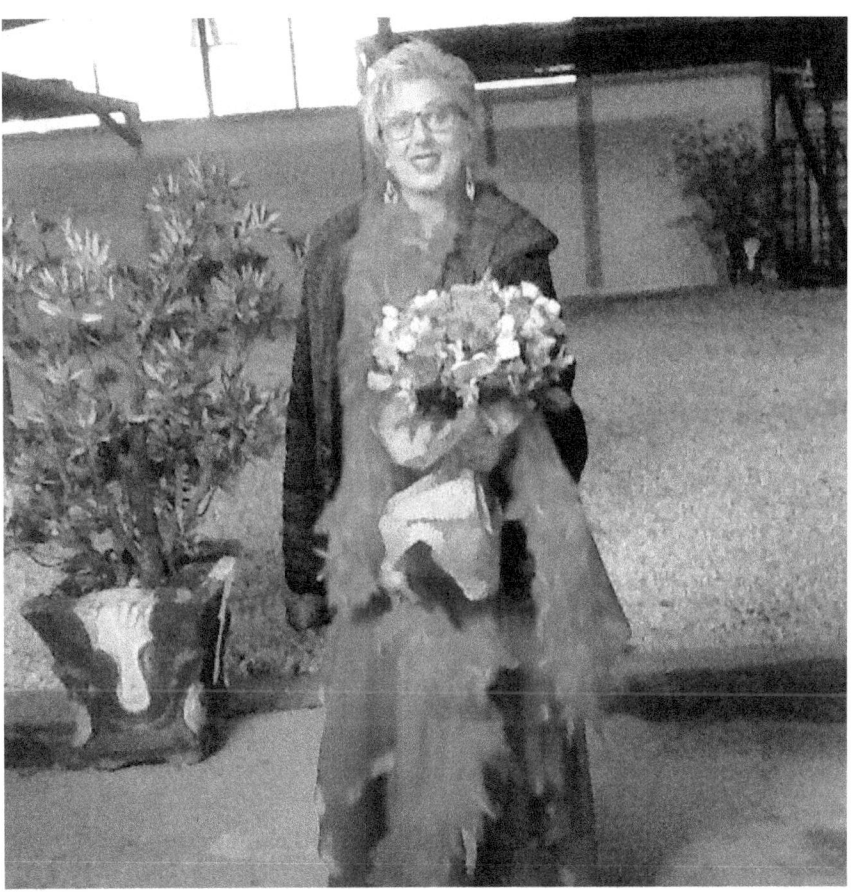

Cristina Cencetti

L'autopalpazione mi ha salvato la vita   di Antonella Berti

Ho invitato le amiche del gruppo di "Noi donne di Firenze e dintorni" a raccontare la loro storia. Mi sono commossa a ogni loro testimonianza e mi ci sono ritrovata per tante analogie. Devo raccontare la mia, non è facile, anche se sono abituata a scrivere, s'impiega tempo e tante metodologie per allontanare il dolore, ricordare è un'immergersi di nuovo nel proprio dolore.

Nel 2010 ho perso mia nipote a causa del cancro non preso in tempo, aveva poco più di quarant'anni. In sei mesi dalla scoperta le metastasi erano andate in tutto il corpo ed ha lasciato tre bambini piccoli. Una vera tragedia, la mia nipote più grande, mi separavano da lei solo sei anni di differenza.

Dopo pochi mesi sono stata travolta pure dalla perdita di mio padre, la mia mamma che aveva novant'anni e che si era ritrovata da sola, discussioni sterili e incomprensioni con un'amica che ho sempre ritenuto una sorella, problemi su problemi e di qualsiasi tipo.

Un giorno, forse Aprile 2012, per lavoro mi trovavo in Garfagnana, un dolore al petto mi obbligò a sedermi, incolpai lo stress, come causa di quel malore.

Una sera di fine giugno dello stesso anno mia figlia partì per Sorrento con suo padre, da cui ero già separata da diversi anni.

Ho sempre avuto l'abitudine di fare l'autopalpazione ma era veramente da un bel po' di tempo che non la facevo.

Quella fatidica sera sentii qualche cosa di strano al mio seno destro e un dolore nello stomaco dalla paura, il pensiero andò subito a quanto accaduto a mia nipote.

10

Mandai un sms a mia figlia per raccontarle di questo nocciolino al seno e lei mi disse di andare al pronto soccorso. "Che cosa vado a fare?" pensai.

Ne parlai con una conoscente al telefono che subito mi spronò ad andare a farmi vedere.

La mia dottoressa non c'era, si trovava in ferie e il suo sostituto, dopo accurata visita, mi tranquillizzò.

"Le faccio una richiesta per un'ecografia bilaterale" mi disse. "Stia tranquilla però, non mi sembra niente".

Mi recai all'ospedale Santa Chiara di Pisa, l'infermiera della senologia, alla quale raccontai di cosa mi ero sentita al seno, mi disse che la richiesta del mio medico non andava bene.

Ci voleva sulla stessa richiesta, ecografia bilaterale e mammografia bilaterale, un'altra richiesta per la biopsia.

Alle mie sorelle non dissi nulla e il lunedì successivo mi recai all'ospedale Santa Chiara a Pisa.

Non sapevo che quello sarebbe stato il primo di tanti innumerevoli viaggi.

Il primo esame fu la mammografia e dopo la dottoressa mi fece sdraiare sul lettino per eseguire l'ecografia.

Sdraiata sul lettino la sentivo che parlottava con l'infermiera: " ha un cancretto", nel lettino non sapevo se avevo sentito bene e forse volevo proprio non aver sentito bene.

Mi chiese chi mi aveva consigliato gli esami e dissi che avevo fatto l'autopalpazione. Lei in tutta tranquillità mi disse che ero stata brava a trovarlo e dopo l'ecografia aggiunse che, se facevo solo l'ecografia, con il mio seno, non si sarebbe visto nulla.

Ci pensate se avessi, davo retta al sostituto medico della mia dottoressa?

Quella stessa mattina mi fu fatta pure la biopsia, poi punti di carta e ghiaccio sul seno.

Sempre quella mattina la dottoressa mi disse di farmi prescrivere la visita con il senologo ma lei mi aveva già detto tutto quello che avrei dovuto fare: intervento e riduzione di ambedue le mammelle con il chirurgo estetico.

Ritornai da Pisa da sola, con il ghiaccio sul seno e senza nemmeno stare a riposo come mi avevano detto, il mio lavoro con diversi appuntamenti non mi permetteva di stare in casa.

La mia testa si riempì di tutte le problematiche, pensavo: "sono da sola, con una ragazzina a casa, due cani, con il lavoro come faccio?".

Premetto che lavoravo a percentuale ed ero capoarea di una società e pensavo che in un paio di mesi sarei tornata a lavorare, tredici ore al giorno di macchina, girando per la Toscana e una parte della Liguria ed Emilia Romagna.

Mandai un sms al mio ex marito e padre di mia figlia, gli scrissi di chiamarmi quando era da solo. Quando mi telefonò, lo informai di quello che mi stava accadendo e dopo una sua prima reazione di silenzio, uscii il suo classico modo di fare, mi disse "per nostra figlia nessun problema la porto da me, inerente ai cani ti arrangi".

In quella situazione le sue parole furono coltellate peggio della notizia del cancro al seno, perché prima di me stessa, viene sempre la mia famiglia e, pure "i pelosi" sono la mia famiglia.

Una cosa analoga a tutte è quella di domandarsi "perché a me", pensare "ma com'è possibile? Ho sempre avuto una sana alimentazione, quasi vegetariana da oltre trent'anni, non ho mai fumato", insomma una salutista.

Dico questo perché molte persone pensano che basti solo la sana alimentazione e lo sport per non ammalarsi di cancro, beh lo pensavo pure io...

Salto tutta la parte di vari esami prima dell'intervento.

Il 12 settembre 2012, mi operarono e il chirurgo estetico, m'informò che non sapevano se il capezzolo, riusciva a conservarlo. Prima fui operata del tumore dalla Dottoressa M.R., grande medico e donna.

Appena mi svegliai, dopo le lunghe oltre cinque ore d'intervento, la prima cosa che chiesi è se avevo il capezzolo e il chirurgo mi rassicurò dicendomi che ce l'aveva fatta a conservarlo.

Portata in camera ricordo il forte bruciore e tanto freddo.

Le due fiasche del drenaggio, riuscii a toglierle prima di essere dimessa.

Il ritorno a casa, mia figlia influenzata e dovetti pensare a lei. Si è mamma sempre, anche quando ci sentiamo senza forze, naturalmente mi passò il suo virus influenzale che per me diventò una brutta bronchite.

Voglio fare un accenno della visita legale per l'invalidità e della mancanza di tatto che molte commissioni hanno. Fui chiamata a distanza di due settimane dall'intervento, tutta fasciata, mi accompagnò mio nipote Lorenzo perché non potevo nemmeno guidare.

Mi chiesero di spogliarmi per mostrare, risposi di essere tutta fasciata e quindi che avrei mostrato solo il bendaggio e che comunque avevo difficoltà a sbottonarmi la camicia, mi chiesero di farlo ugualmente, per poi scrivere sulla relazione che avevo il bendaggio su ambedue le mammelle.

Il capo della commissione tutto sorridente mi disse "si è operata allora è guarita". Gli risposi che se le cose stavano così ero ben felice e se lui poteva mettermi per iscritto che fossi guarita.

Iniziai la radioterapia e per errore nove in più, infatti, per ridere dico sempre a Lucca sono tirchi ma le radioterapie le regalano.

Iniziai verso il mese di marzo ad avere forti dolori dalla vita in giù che mi facevano urlare nel letto.

Visite con vari ortopedici, nessuno riusciva a farmi stare meglio, poi il reumatologo mi prescrisse la scintigrafia ossea, da quella poi una PET che mi stravolse la vita, allo stesso seno, segnalava qualche cosa, un altro probabile tumore in un altro punto.

Di nuovo accompagnata dalle mie sorelle, a Pisa al Santa Chiara.

Mi programmarono mammografia, ecografia e poi una risonanza magnetica con contrasto al seno.

Il giorno prima di tornare al Santa Chiara per la risonanza magnetica al seno, presa dallo stress, dal caldo, era il mese di Agosto, dissi a mia figlia "andiamo qualche ora al mare".

Via verso il mare a cercare serenità imboccai l'autostrada, iniziai a sentirmi mancare, ad avere il braccio con la sensazione di formicolii. Spaventata, senza dire a niente a mia figlia, mi fermai sulla corsia di emergenza. Scesi a prendere la borsina frigo, bevvi. Non passò. Risalii in auto, mi rimisi alla guida e con grande fatica, riuscii ad arrivare all'area di servizio.

Al bar comprai la liquirizia e una coca cola. Ho sempre avuto il problema di soffrire di pressione bassa e riversavo la colpa a quello, la liquirizia aiuta a fare salire la pressione.

Niente da fare, non stavo meglio e mia figlia telefonò e dopo un pò arrivarono, mia sorella e i due nipoti e mi portarono al pronto soccorso.

Quanti viaggi a quel pronto soccorso...

Mi fecero una TAC alla testa, una neurologa venne a visitarmi, tante domande strane. Le mie sorelle fuori preoccupate riuscirono a farsi dire l'esito della TAC.

Risultato: il sospetto di un tumore alla testa.

Naturalmente fui informata e quando uscii fuori, non dissi nulla a loro, per farle stare tranquille e loro fecero lo stesso con me, così tutti sapevano e nessuno diceva nulla.

Il giorno dopo la risonanza magnetica al seno, a seguito fu programmata la biopsia, da Pisa di corsa a Lucca per l'elettroencefalogramma e pure quello segnalò problematiche, il neurologo disse "occorre fare una risonanza magnetica con il contrasto alla testa". Risposi "sto arrivando adesso da Pisa, ne ho appena fatta una al seno". Lui chiamò in medicina nucleare, il 14 Agosto, risonanza magnetica alla testa.

Vi lascio immaginare il mio ferragosto, lo stato d'animo. Un sorriso stampato in faccia, l'arrivo di un amico che veniva ospite a casa mia, il ferragosto a Montecatini a trovare e ascoltare la mia amica Fiordaliso, baci, abbracci e risate. Quei sorrisi che si fanno per non piangere e far stare bene chi hai intorno.

Alla fine una si sente pure in colpa di stare male, non si vuole essere di peso, sono sempre stata una donna che ha fatto mille cose, dall'imbiancare le pareti a lavoretti vari di falegnameria e naturalmente sempre lavorato.

Ambedue i risultati sia al seno e alla testa, dissero che non si trattava di cancro ma ovvio c'era da capire cosa mi stava accadendo.

Ricordo che su trenta giorni, per vari mesi, avevo fra visite o esami, almeno venti giorni sempre impegnati nei vari ospedali, fra Lucca, Pisa e Massa.

Per la testa decisi di andare da un neurologo al Santa Chiara e grazie a lui e alla sua richiesta di un ecodoppler trans cranico, scoprii di avere un problema congenito al cuore. Le cure tipo cardioaspirina non potevo farle per iper sensibilità all'aspirina, per oltre due anni punture nella pancia, io che ho il terrore degli aghi, mia figlia mi disse che me le avrebbe fatte lei, ma vidi che la sua mano tremava peggio della mia, quindi mi armai di coraggio. Chiudevo gli occhi e mi facevo le punture, tipo "ndo cojo cojo".

Nel 2015 l'intervento al cuore, altre cinque ore d'intervento, doveva durare all'incirca un'ora ma ci furono delle complicazioni.

Il mio metodo per sconfiggere lo stress, ritrovare me stessa, la parte bella della mia vita che avevo abbastanza accantonato, la musica, il canto, scrivere canzoni.

Così scrissi il testo dedicato alle donne violentate dal titolo.". Bianco e nero", una cover di un famoso brano anni ottanta, Black velvet, in seguito l'ho incisa. Come sempre mi sono donata ad aiutare gli altri. Ho aperto il mio wordpress, scritto poesie, sono presente in tre antologie di poesia. Ho continuato a fare la mamma, il punto fermo e importante della mia vita. Avevo poi mamma cui pensare, portandola a fare un'ecografia, le avevano trovato un tumore al rene molto grande ma, siccome aveva novantatré anni, la mia oncologa, mi consigliò di lasciarla vivere tranquilla. Fra tutte le mie visite, seguivo pure lei con frequenti analisi del sangue, la portavo a fare le trasfusioni e quando è venuta a mancare, sono caduta in una forma di depressione, per oltre un anno ho saltato tutti i miei controlli, fino a quando mia figlia non è partita e in una settimana, è riuscita a farmi fare tutti i controlli.

Il seno, per ritornare a quanto ho raccontato prima, tutto era stato causato dall'eccedenza di radioterapia.

Continuano adesso tutti i controlli che sono diventati annuali e ogni volta, c'è sempre agitazione.

I dolori grazie alle costanti, tens, agopuntura, terme, movimento, integratori, riesco a convivere con artrosi, fibromialgia, i problemi maggiori alla mano sinistra, con la rizoartrosi e tunnel carpale.

Penso al capo della commissione legale, "si è operata, quindi è guarita", vorrei fare vivere a lui i primi tre anni dopo l'intervento e le varie problematiche che ho vissuto, compreso il fatto di non avere lavorato, dato fondo ai miei piccoli risparmi, dopo tre anni un lavoro part-time nelle categorie protette, protette? Ho messo un punto interrogativo perché tutta questa protezione sul lavoro non esiste.

Le aziende assumono perché obbligate e lo fanno, solo con contratti part-time, lo stipendio part-time non ti da certo da vivere ma impari a eliminare il superfluo.

La conoscenza poi attraverso Facebook di gruppi di sostegno e dialogare con tante donne. Un giorno l'invito a un pranzo a Firenze e ti sembra di esserti sempre conosciuta, capisci il legame che hai con loro, la comprensione, hanno vissuto le tue stesse cose e molte hanno avuto ed hanno situazioni peggiori della tua.

E tu sai quante ne hai passate e loro pure più di te e pensi, a quanta forza hanno queste donne che sanno sempre regalarti un sorriso, il loro esempio, la loro grandezza ti aiuta a superare qualsiasi ostacolo.

Ogni pranzo è un'ondata di amore, il lato bello di tutta questa storia.

Nel cuore care amiche che sono diventate i nostri angeli e con loro Daniela, mia nipote e la mia cara e meravigliosa mamma.

Noi speriamo che i nostri racconti servano a comprendere cosa significa affrontare una grave patologia e quanto è importante una diagnosi precoce e soprattutto quanto è vitale pure un'autopalpazione.

9/03/2018

Il cancro mi è servito per... di Marilena Cappelli

La lettera per fare la mammografia di routine è arrivata, la dovrei fare il 13 marzo (2015) alle 8,30 a Peretola.... ma come faccio con il lavoro???..è di venerdì....c'è un sacco di lavoro , chiusura settimana ,ordini e poi c'è un menù noioso....chiamiamo per sentire se posso spostarlo: "Signora il primo posto libero è a fine aprile....le va bene? No via troverò il modo per andare il 13, grazie".

Il venerdì 13 come al solito mi sono alzata alle 4,45 e alle 5,50 circa sono uscita di casa e alle 6,10 ero al lavoro.

Avevo una sensazione strana perché avevo notato l'aureola del mio capezzolo sinistro scolorita e nello stringere il seno verso l'esterno il capezzolo rientrava....non ci pensare su!

Dopo aver istruito la mia collega alle 8 sono uscita per andare a fare la mammografia. Ripeto avevo una sensazione strana....ma non pensiamoci. Fatta la mammografia sono tornata al lavoro e il lavoro è ripreso come capita nelle cucine scolastiche dove i ritmi la fanno da padrone.

La mattina del 24 marzo sono assorta nei pensieri seppur lavorando, perché è il giorno del mio anniversario di matrimonio...36 anni...stasera farò una cenetta .Alla mia collega dico che mi assento un attimo per andare in bagno e mentre sono li squilla il mio cellulare : numero che non conosco però rispondo" Signora Cappelli Marilena?-Si- La chiamo da ISPO....la Dottoressa vorrebbe vederla per ripetere la mammografia (gelo dentro di me)- Ma la dottoressa richiama solo se ha visto un tumore?- Signora lei venga e la dottoressa le spiegherà. Stia tranquilla. Le do l'appuntamento per il 27/ marzo ore 13 va bene?- Certo grazie!

Esco dal bagno e mi sento strana: "Ragazze mi hanno chiamato da ISPO...devo ripetere la mammografia...può darsi che non sia nulla!"

nella cucina così rumorosa cala il silenzio e le mie colleghe Sandra e Monica mi guardano incredule. " Su su bambine staremo a vedere ....non fate le tristi finché non c'è il risultato non fasciamoci la testa ....Su su al lavoro!!!"

Dentro ho miliardi di pensieri che si accavallano. E ora? Che mi succederà? Ho PAURA!!! Lo devo dire a casa? Ai miei figli? Venerdì voglio andare da sola!

Torno a casa e mio marito , che mi aspetta sempre per il caffè insieme, mi guarda :" Che cosa c'è?- Sbotto in un pianto e racconto tutto....lui mi guarda ed è perso nel dubbio di quello che potrebbe essere....non si muove, rimane bloccato. Non posso sempre pensare agli altri, sono io che dovrò affrontare, se ci sarà , il problema ....sulla mia persona ...ma ancora non so quello che ho!

Mi arrabbio ma è una scusa per scaricare la tensione accumulata, urlo che il 27 vado da sola , non si azzardi a venire con me, non posso stare a consolarlo! Lui rimane zitto.

La mattina del 27, come al solito, sono andata al lavoro e verso le 12,15 sono uscita per andare a ISPO : fuori dal cancello del garage c'è mio marito....entra in macchina e i nostri sguardi si incrociano; non parliamo rimetto la prima e parto.

Arrivati a ISPO, dopo la mammografia, la dottoressa mi dice che devo effettuare una ecografia perché c'è qualcosa dietro il capezzolo sinistro....LO SAPEVO....LO SENTIVO.....

L'ecografia rivela il sospetto sia sul capezzolo che sui linfonodi... devo fare l'agoaspirato e la biopsia.

Vado fuori con del ghiaccio sul capezzolo; per una mezz'ora lo devo tenere per sentire meno fastidio, dolore ,al momento del prelievo....Mi sembra di essere fuori dal mio corpo ; ho PAURA ....PAURA... sono a pezzi.

Nel pomeriggio dico a mia figlia Simona , la più grande , che ho dovuto approfondire delle analisi al seno; lei lo dice al fratello che vive a Roma, a Silvia lo dico io.

Chiedo ai miei figli di essere positivi, è routine fare accertamenti se le analisi non sono chiare e poi dico loro che mi dispiace averli informati ora ....ma ho tanta paura e condividere con loro , ormai grandi, questa attesa , mi porta ad essere me stessa , a non dover fingere .

Cominciano a invertirsi i ruoli, i miei figli mi vogliono proteggere e io loro; mio marito rimane ancora silenzioso e incapace di consolarmi o starmi vicino.

Sul lavoro ho dovuto fare molta fatica con le colleghe, sono per loro il capo , brontolona, ma anche la mamma, si divertono a chiamarmi così perché sono loro molto vicina...sono 9 figlie adottive.

Finalmente, dopo Pasqua , il cellulare squilla -"Signora c'è il risultato istologico! Mi raccomando venga accompagnata ...è meglio!"-

Mio marito insiste per venire...vorrei essere da sola!

" Signora venga ...ecco la risposta." Apro il foglio e vedo quella parola CARCINOMA. La testa smette di pensare , scoppio a piangere, guardo la dottoressa le chiedo scusa per il mio sfogo!

Sto male , mi sento mancare l'aria! Mio marito è rimasto fermo , racchiuso in se stesso , non mi guarda.

In un attimo mi ritrovo a pensare cosa fare, lo chiedo alla Dottoressa. Dovrò operarmi ma prima di tutto parlare con un chirurgo; lo scelgo dalla lista che mi presenta e lei stessa mi prende l'appuntamento per il lunedì.

Torniamo a casa in uno stato confusionale , quasi da incubo....dirlo ai miei figli è stato durissimo. Si sono informati subito per come potermi aiutare......dovevamo tutti guardare in faccia questo BASTARDO DI CANCRO e cercare,con tutte le nostre forze , di combatterlo....e io ero lì impaurita ma pronta a dare battaglia con tutte le mie forze.

Dal chirurgo viene anche Simona, la figlia più grande :"Signora faremo un'ampia quadrantectomia e per i linfonodi vedremo se fare lo svuotamento completo o solo di alcuni. Poi dopo il risultato istologico faremo le terapie adatte e i vari cicli, chemioterapia e radioterapia senz'altro."

Quanta paura....mi sento come fuori dal mio corpo ad osservare la scena. Ci guardiamo con Simona e mio marito....INCOMINCIA L'AVVENTURA!!!!! ORA SO CHI HO DAVANTI, UN OSPITE PUTRIDO E INFESTANTE.....BASTARDO DI UN CANCRO!!!!

Farò di tutto perché non mi porti VIA...ho tanta paura....tanti anni ancora da vivere ....la mia nipotina Sara...i miei figli...i miei cari tutti.!

Comincia la trafila della preparazione all'intervento.

Al lavoro non manco, anzi lavoro con tenacia e organizzo per lasciare tutto in ordine, così chiunque mi sostituirà avrà il lavoro più semplice.

La notte è il momento più brutto...non dormo molto. Sono tesa , mi sento bombardata.

Una mattina Lorenzo, mio figlio,mi accompagna a fare l'eco addome....con la sua giovane età cerca di farmi sorridere, ma oggi non mi va tanto!

All'uscita , appena in macchina, comincio a piangere.....Lorenzo mi abbraccia protettivo e con tutto l'amore che può darmi...piange con me...."Lorenzo non so dove sbattere la testa ...ho mille domande...ho PAURA. Ho visto che a Villa delle Rose c'è un gruppo di volontarie , Donne Come Prima, sono donne operate al seno...."

Lorenzo mi accompagna; ci siamo, entro nella stanza e dico a malapena buongiorno....comincio a piangere e mi ritrovo avvolta in un abbraccio forte, dolcissimo e comprensivo del mio dolore. " Cosa ti è successo?" racconto e mi sento capita, perché anche Tullia , a sua volta, ha vissuto questa esperienza.

" Ho bisogno di parlare , di capire come affrontare questo intruso!" Tullia mi dice che posso avere un colloquio con la psiconcologa....trova un appuntamento per pochi giorni dopo.

Non finirò mai di ringraziare Tullia ....è stata la mia ancora, mi ha dato forza!

Ho conosciuto la Dottoressa Alice Maruelli che ,con la sua professionalità e dolcezza , mi ha aiutata tanto.... aiutata a capire che ho sempre messo avanti i bisogni degli altri.

Ora comincia per me un periodo in cui i miei bisogni diventano primari....mi devo concentrare su me stessa, ascoltare il mio corpo e assecondarlo, caricarlo per combattere il CANCRO e buttarlo fuori dal mio corpo!

23

Ho affrontato l'intervento con più consapevolezza.

Sono stata molto fortunata ad essermi imbattuta nelle persone giuste!

Ho cercato di prendere il bello da questo CANCRO....tutte le persone che ho incontrato e che incontro.....i gruppi che ho frequentato e che frequento quanto mi hanno arricchito e quanto ho imparato e imparo a conoscermi!

C'è stata una preparazione di famiglia per affrontare le chemioterapie. Giorni prima con le mie figlie e Sara di 4 anni e mezzo, taglio cortissimo di capelli , scelta della parrucca con mio fratello Stefano e Sara, la quale vedendo tutte quelle belle parrucche ne aveva puntata una con capelli lunghi ,lisci e biondi ! "Dai nonna compra questa"Quante belle risate!!!

Ricordo la festa dei 10 Anni del CERION sabato 11 luglio 2015: avevo messo il pic il venerdì 10 luglio e avrei fatto la prima chemio il lunedì 13 luglio,ho deciso il pomeriggio del sabato di andare da sola alla festa perché sentivo che era il posto giusto per caricarmi; infatti tutto il rosa delle Dragonesse ,gli abbracci dati con affetto, le risate di queste donne che trasmettono vita e forza, mi ha aiutata moltissimo... vedevo luce!

Alla prima delle mie 16 chemioterapie ero molto emozionata, l'infusione era vita per me , tutte le mie speranze erano in questa terapia. L'infermiera gentilissima mi ha accolta sorridente: "Allora Marilena si parte?"- "Si diamo il via"-. E mentre l'infusione scendeva nel mio sangue e si mescolava all'interno del mio corpo, mi sono rilassata e dolcemente ho permesso , ho accettato questo farmaco potente, nel mio corpo....."Lavora bene ammazza L'OSPITE BASTARDO!" La mia vicina di stanza , già senza capelli , mi ha sorriso ... le lacrime sono scese libere....lei mi capiva!

Ho imparato a dire NO quando non voglio fare, non sono più quella di una volta , mi sento più ricca....ho consapevolezza del mio corpo diverso....ho imparato a pensare più a me e a non accontentare tutti per forza !

Quindi a distanza di 3 anni dalla scoperta del mio OSPITE BA-STARDO, posso dire che mi si è aperto un nuovo mondo...ho imparato a non avere sensi di colpa se non riesco a fare ciò che mi viene richiesto....non faccio più ciò che non mi va di fare!

Il mio percorso è stata una scoperta grazie agli aiuti che ho cercato e avuto, ai gruppi di DONNE COME PRIMA , alla psicologa, a tutte le persone che mi sono state e sono vicine! L'ultima volta parlando con Alice le ho detto:- Certo in tutta questa avventura i miei figli sono stati bravi!:- e lei:- Ma a te nessuno ha mai detto quanto sei stata brava? Perché lo sei stata e lo sei!-

Grazie Alice.

Continuo a ripetermi che ho affrontato tutto grazie al mio carattere ma anche a tutte le care persone che hanno fatto parte del mio cammino ! Non finirò mai di ringraziare!

Tutte le donne nascono principesse, io no, sono nata guerriera!

Di Simona Cardaioli

Beh, il mio arrivo in questo mondo non è stato dei più semplici...non volevo uscire, e così mi hanno tirato con il forcipe, tanto in voga negli anni 60/'70. Credo sia stata un'esperienza traumatica, perché quando ho dovuto partorire io, avevo io terrore che i miei figli non uscissero, invece sono stati molto bravi, mi hanno fatto soffrire poco e usciti veloci veloci.

All'età di sei anni appena iniziata la prima elementare, diagnosticarono, un retino blastoma ...aspettativa di vita: 2 mesi!

Per fortuna i miei genitori non si sono fidati del primo oculista, ma si sono rivolti al mitico Prof. Frezzotti, che ha sospettato anche lui un retino blastoma, ma ha fatto altri accertamenti; mentre facevano esami su esami, il retino blastoma si è rivelato un angioma retinico in espansione.

Il tumore era benigno, ma stava invadendo il mio occhio dx e, non si sapeva dove si sarebbe fermato, ma evidentemente ha capito con chi aveva a che fare, e si è deciso a cicatrizzarsi e fermarsi lì, la vista all'occhio destro era persa ma la vita salva!

Ho vissuto tutta l'adolescenza con la pupilla completamente bianca, molte volte è stato difficile sopportare gli sguardi curiosi e indagatori della gente, ma quando l'adolescenza era superata, il mio occhio ha deciso di farmi un regalo e magicamente, la mia pupilla è diventata nera, rendendo gli occhi quasi uguali.

A dicembre 2012 inizia i controlli per una sospetta sclerosi multipla, a febbraio a seguito dei controlli di routine: mammografia ed eco, è arrivata la diagnosi.

Quando nel febbraio del 2013 mi è stato diagnosticato il tumore, è stato un bel colpo in testa, ma ero pronta a combattere, se ce l'aveva fatta una bambina di 6 anni contro ogni aspettativa di vita, non ce la potevo fare a 43 anni?

Ho sperato che non fosse troppo aggressivo e troppo invasivo e, io ce l'avrei messa tutta, così è stato.

Il giorno della diagnosi era un martedì di Carnevale, sono andata dai miei genitore, a prendere i miei figli, e tanto per cominciare, li ho portati a festeggiare il Carnevale, dall'indomani avrei pensato al da farsi e così: senologa, oncologa, chirurgo e l'avventura cominciava.

Intanto continuavo anche le indagini per la sclerosi multipla con esito negativo.

Non è stata una passeggiata, perché l'intruso era piccolo, ma aggressivo e così mastectomia bilaterale ad aprile, a dx per la presenza del tumore, che poi abbiamo scoperto dall'istologico che aveva compagnia, perché i tumori erano due, e a sx per prevenzione visto che il mio piccolo seno era invaso da micro calcificazioni, difficili da tenere sotto controllo.

E poi arrivarono le chemio, la parrucca che è servita solo per far abituare i miei familiari e soprattutto i figli alla mia pelata; finita ben presto nel cassetto, perché non la sopportavo proprio. Avevo cappellini di vari colori, ma ben presto, essendo estate, anche quelli finirono nel cassetto, i miei capelli iniziavano a ricrescere, ricci, sale e pepe come prima.

Molto spesso con le chemio il ciclo si blocca, a me? Neanche per idea, anzi non voleva neanche fare pausa, e dopo una settimana di emorragie, i medici sono intervenuti ripulendo il mio utero, e per evitare il ripetere della cosa, enantone da subito.

Finite le chemio... la terapia ormonale, all'enantone si è aggiunto il tamoxifene. All'inizio dolori articolari ovunque, ma poi sono passati; la cosa a cui non riesco ad abituarmi, sono gli sbalzi di umore e la stanchezza.

Mi sono assentata dal lavoro il minimo indispensabile, solo nel periodo dopo il secondo ciclo di chemio, perché il mio midollo non tollerava molto bene il carboplatino, al rientro ho trovato la brutta sorpresa della recessione del contratto a seguito dell' acquisizione dell'azienda presso cui lavoravo da una multinazionale tedesca.

Sono stata malissimo, ho pianto più per questa cosa che per la diagnosi di tumore, perché mi sono sentita impotente, non mi è stata data la possibilità di dimostrare le mie capacità.

Durante questo cammino ho conosciuto tante belle persone, alcune non sono più fra noi e ogni volta è un duro colpo; ho capito chi erano i veri amici.

Mille volti del cancro di Cristina Cencetti

Giugno 1989: ero già la responsabile di azienda a soli ventuno anni. Ero fidanzata.

Un giorno, mentre mi recavo al lavoro in motorino, ho provato un forte dolore al basso ventre acuito dal passaggio delle ruote sulle buche della strada. Un dolore simile si manifestava durante i rapporti col mio ragazzo. Decisi di confidarmi con mia sorella. Mia sorella ha dieci anni più di me, ma non si trattenne, allora, dal dirlo a nostra madre, vedova da quando avevo sette anni.

Mia madre mi portò dal ginecologo il quale si premurò subito di mandarmi in un centro privato a fare un'ecografia. Il risultato della visita fu che dovevo operarmi subito perché covavo una ciste di ben 7,5 cm di diametro.

Ero così giovane! Iniziai tutto il percorso di preospedalizzazione e , nel frattempo, il mio fidanzato mi chiese di sposarmi. Non so: mi sembrava non fosse il momento, mi sembrava si dovesse o potesse aspettare, temevo l'inizio delle terapie, ma lui insisteva e anche ai miei familiari l'idea pareva buona. Insomma, posso dire che mi prese per sfinimento perché accettai.

Il 13 giugno fui operata: mi tolsero la ciste ovarica e la tuba. Era chiaro che la vita mi avrebbe posto davanti a dei limiti, forse difficili da accettare per una coppia giovane.

Ci sposammo in settembre e non rinunciammo al viaggio di nozze. Al ritorno dal viaggio, iniziai un ciclo tremendo di chemioterapia a base di cobalto. Le conseguenze? Erano da immaginarsi: i miei capelli biondi iniziarono a salutarmi.

Eppure ne venni fuori: i capelli tornarono, la vita ricominciò e l'unica terapia cui fui sottoposta fu una farmacologica in pillole.

Ero sana, sposata, con un lavoro serio e ben condotto, un marito degno e accorto: fu naturale, così, dopo tre anni, ricominciare a parlare di bambini. E così ho girato il mondo, ho fatto fecondazioni artificiali a pagamento, è chiaro, da ben dieci a sei milioni l'una! I risultati furono una cocente delusione. Decisi di smettere e accettare il destino a me riservato.

Fino al 2013 ... sotto la doccia sentii qualcosa nella zona del seno, un gonfiore sinistro che non mi piaceva. E non mi piaceva, così mi diceva l'intuito. Corsi dal medico e, siccome 5 mesi prima avevo fatto una mammografia, richiamai lo stesso istituto dal quale mi dissero di andare immediatamente. Lì mi sottoposero all' ago aspirato; il giorno dopo avevo già un risultato citologico: andava operato subito.

Il 20 giugno mi operai e, come in seguito al primo intervento, iniziai gli otto cicli di chemio. Mi sembrava, tuttavia, di averli retti meglio dei precedenti e, comunque, alla fine, anche in quell'occasione ne venni fuori con una forza che forse non avrei mai immaginato di possedere. Stabilii con me stessa che non avrei dovuto pensare, quasi follemente e, come una pazza, decisi di fare soltanto tutto ciò che mi piaceva fare. La mia testa e il mio cuore chiedevano vita, serenità e quotidianità.

Dopo un anno tornai a lavorare, nonostante svolgessi regolarmente tutti i miei controlli. In seguito ad uno di questi, scoprii di avere una massa nel cervelletto. Era il 2014. Si ricomincia, pensai. E, infatti, ricominciai: cervelletto trattato con una chemio stavolta differente perché il mostro era impercettibile. Dai controlli che seguirono, sembrava che la massa fosse sparita, ma io sentivo che qualcosa non andava: non camminavo bene, avevo dolori, eppure i risultati dei controlli apparivano chiari e confortanti, ricordo che molti medici mi dissero addirittura che il mio era un dolore di tipo psicologico, per questo motivo fui inviata da uno psicooncologo il quale, tuttavia, non riscontrava proprio niente. Il tempo trascorse così e, dopo sette mesi, mi diagnosticarono Il "morbo di Paget", una malattia che deforma le ossa. O meglio, i medici addussero a quel morbo i miei dolori e le mie difficoltà.

La vita è vita ed è sempre lì a richiamarti, anche quando sembra averti teso diverse trappole, anche quando l'anima e il corpo sono stanchi. E così prenotammo le vacanze, con mia cugina vicino. E fu una fortuna perché ero sempre a letto o dalla guardia medica. Intanto da Careggi mi prenotarono una biopsia alla teca cranica: era il 26 agosto.

Mi presentai dal dott. Amannati che guardò la PET ... Ricordo bene come la guardò, tanto è che fui io a rompere il silenzio e chiedere ciò che temevo: se ci fossero metastasi. " Sì, signora" –mi disse- " è piena. Penserò io a parlare con l'oncologia". Non so come riuscii a ripartire per il mare e addirittura decidere di prolungare la vacanza anche per la prima settimana di settembre. Non stavo bene, mi si alzò la febbre a quarantadue finché non restai paralizzata e dovettero ricoverarmi all'ospedale di Cecina. Il mare, ma dall'ospedale. Il mostro non ne voleva sapere di andarsene in vacanza!

Tornai a Firenze soltanto quando sembravo stabilizzata, ma non potevo andare in macchina in ospedale, non potevo viaggiare e perciò entrai direttamente a medicina b per fare il prelievo osseo midollare e iniziare con le dosi di morfina. Insomma, ero metastatica dappertutto e, a momenti, mi facevano passare anche per una squilibrata menzognera! Mi fecero le scuse, sì, le scuse. Le scuse per non avermi dato retta, le scuse per aver addirittura sbagliato diagnosi. Che scuse puoi fare a una giovane donna piena di vita e al suo uomo, quando l'unica cosa da fare sarebbe stata quella di seguirla e curarla in modo capillare e con dedizione assoluta? Che cosa me ne facevo delle scuse?

Mi affibbiarono dunque un oncologo, molto bravo certo, e nel mese di ottobre ricominciai con un'altra chemio. Ah, dimenticavo: un medico mi disse che avevo 3 MESI di vita!

Nonostante la chemio, in effetti, era possibile registrare solo un piccolo miglioramento e in seguito tutto avvenne in progressione, fino all'evidenziarsi di una massa allo sterno. E quindi feci anche la radio stereotassica. Un giorno l'oncologo mi chiamò, apostrofandomi per nome (così stretto, mio malgrado, fosse diventato il rapporto), per dirmi che non c'era una chemio. Capito? Non esisteva una terapia che curasse il mio male! Ero demoralizzata! Mi ero rivolta anche al centro di Meldola, ma sembrava tutto inutile.

Poi una telefonata: " il suo tumore è cambiato, è chemio resistente e mutato, quindi raro".

"Anche questo", pensai. Subito dopo ebbi la proposta di entrare in un protocollo sperimentale. "Sì!". Devo aver risposto con un certo entusiasmo, quella volta, perché dall'altra parte del telefono, chi parlava mi fece notare il tono con cui accettai. E come si accoglie la proposta di sperare?

Intanto mi ero iscritta a un gruppo, su facebook, in cui donne come me ammalate di cancro al seno scambiavano opinioni, si sostenevano a vicenda. La cosa mi piacque: mi faceva sentire meno sola e, stranamente, non mi abbatteva. Fu mia l'idea di organizzare un pranzo raccogliendo adesioni da tutta Italia. Un momento bellissimo: sembrava ci conoscessimo da sempre! Diventò il "Primo meeting Cancro al seno", una strana accoppiata tra gioia e malattia. In seguito sentii la necessità di qualcosa che unisse le donne più vicine geograficamente, per cui creai al gruppo dedicato a Firenze e alla Toscana, in cui vivo. Fu un susseguirsi d'incontri, battaglie come quella per il palbociclib, feste di compleanno, pranzi. E le amicizie, quelle vere. Spesso è nel buio che crescono i germi della bellezza e, in tanto dolore, l'amore e l'amicizia si sono manifestati attraverso quelle donne che io chiamo "le mie donne" e che a loro volta, teneramente mi definiscono il loro "capo".

Nel frattempo, anche in seguito alla sperimentazione, la teca cranica e la parete frontale occipitale sx sembravano essere migliorate. Ho iniziato questo percorso ormai da un anno e la PET di giugno ha rilevato che le metastasi sono ferme: omeri, scapole e tutto lo scheletro. Ho solo tre costole mangiate dal male. Ora sono ancora sottoposta alla chemio e, anche se i globuli bianchi mi abbandonano, anche se di nuovo i capelli si diradano, io convivo con il mio tumore e con i suoi mille volti. Lui dovrà convivere con i miei mille volti … e non gli sarà facile!

Cancro al seno ma, non solo di Marialuisa Ciotola

Gennaio 2014.

Un altro anno aveva inizio, era già un bel po' che le cose non andavano molto bene, cercavo di riprendere in mano la mia vita, diversi anni prima la mia famiglia fu colpita da una grave perdita (mia nipote di soli ventidue anni in un incidente stradale), in quei mesi il mio matrimonio dopo ventisei anni si stava sgretolando ed io non riuscivo a ricomporre il puzzle, chiesi la separazione, mio figlio Marco mi si mise contro, mia figlia Barbara litigava col fratello (32 e 35 oggi), intrapreso un'azione giudiziale verso la ditta per cui lavoravo.... E per di più il mio solo stipendio non era sufficiente per andare avanti.... Ero sfinita sentivo che sarei crollata!

Il 2014 era appena iniziato e tra me e me pensavo che sarebbe stato un anno importante, decisivo, ci sarebbe stata una svolta ma, mai avrei pensato a una cosa così traumatica.

Erano giorni che avevo dolore al lato della mammella destra, portavo il reggiseno col ferretto e all'ennesimo massaggio che mi andavo a fare per alleviare la dolenzia......ECCOLO LÌ IL BASTARDO! In quel momento mi dissi: "Eccoci il mio corpo si sta ribellando!" ma, non volevo crederci e allora urlai con quanto fiato avevo in gola BARBARAAAAAAAA vieni qua, senti metti la mano cosa c'è qui? Mamma, mi disse, vai subito a farti vedere hai un nocciolino bello grande. Rimasi così impietrita, sentivo l'esortazione di mia figlia a chiamare qualcuno, presi fiato e le dissi di stare tranquilla che non sarebbe stato niente di grave e che di lì a qualche giorno avevo l'appuntamento al centro Ispo per fare la mammografia di routine. Dovevo farmi forza per poterla dare, non volevo spaventare lei e il fratello ma li volevo proteggere, avevano già affrontato diversi dolori e disagi.

Dopo tutti gli accertamenti che il caso richiedeva, optato per una mastectomia perché i bastardi erano due, ad aprile ci fu l'intervento con asportazione di tre linfonodi a seguito del risultato positivo di due linfonodi e, fu fatto lo svuotamento ascellare, le immancabili quattro rosse con perdita di capelli ed effetti collaterali vari e venticinque sedute di radio. Controlli, terapie, dolori e siamo quasi alla fine dei cinque anni, (già mi è stato preannunciato che si proseguirà ancora per altri 5). Pensieri e angosce mi hanno accompagnato ma dietro una maschera di sorrisi che mettevo ogni mattina, non mi sono mai lamentata, mai un pianto, non ho mai detto perché a me. Non è stato solo questo

Cancro ma non solo...

Ho perso per "strada" oltre a una parte di me stessa anche tanto altro.

Con la mia mamma mia sorella e i suoi figli si sono chiusi ogni tipo di rapporti.

Col mio ex, a cui aveva fatto seguito un avvicinamento durante i miei ricoveri, ora sono in causa di divorzio.

Non ho più un lavoro a seguito del licenziamento per superamento del periodo di comporto, (ho vinto la causa in toto ma non ho visto un becco di quattrino perché la ditta ha dato fallimento).

Insomma più che da un cancro mi sembra di essere stata colpita da uno tsunami!

Però una cosa molto bella è nata, la conoscenza di donne fantastiche, guerriere, amiche, che fanno parte di un gruppo su FB creato da Cristina la Capa delle guerriere.

Brilla sempre, anche nei giorni di pioggia di Patrizia De Maso

Mi chiamo Patrizia, ho sessanta anni, sono divorziata e felicemente single.

Era l'otto dicembre 2005, avevo appena finito gli addobbi di Natale con mia figlia, andai a fare la doccia e mi sentii un bozzetto sul seno destro. Era finalmente un momento felice: mio figlio, di ventitré anni, si era appena sposato, Ylenia, mia figlia, aveva iniziato a lavorare appena finito gli studi; dopo tanti sacrifici per crescerli da sola, finalmente potevo tirare un respiro di sollievo. Ero ancora giovane, quarantotto anni, e con i figli sistemati; ora potevo godermi la vita. Forse.

Il giorno dopo, andai a fare una mammografia a pagamento, decisi volutamente di ritirarla dopo le feste perché volevo godermi il primo Natale sereno. Il 27 dicembre andai a lavorare e firmai la delega a mia figlia per andare a ritirare il referto. Erano le dodici, ero in ufficio e vidi mia figlia dalla finestra, immobile sotto la pioggia, che guardava verso la mia stanza. Non so da quanto tempo fosse lì. Una mia collega scese a prenderla, lo asciugò alla meglio, la portò su e lei, senza parlare, mi diede il risultato. Lo lessi, misi a posto le carte sulla scrivania, mi misi il cappotto e salii sull'auto di mia figlia. Dopo una mezz'ora le chiesi, dove stessimo andando, lei mi prese la mano e mi disse che aveva chiamato un nostro amico di famiglia, senologo, e che questi ci aspettava in ospedale. Mi tenne la mano tutto il viaggio. Io ero frastornata, non capivo.

Quando arrivammo, il senologo lesse il risultato e mi disse che l'indomani avremmo avuto la pre-ospedalizzazione e che il 2 gennaio sarei stata operata. Operata? Perché? Mi spiegò che probabilmente avevo il cancro.

36

Ritornammo a casa senza dire una parola, mia figlia mi stringeva talmente forte la mano che mi tagliai con l'anello che avevo al dito. La notte non chiusi occhio. Feci la pre-ospedalizzazione e quei tre giorni passarono in uno stato d'incoscienza mentre facevo finta di nulla. Il 2 gennaio feci la quadrantectomia; dopo una settimana ero a casa e dopo due settimane ricevetti il risultato dell'istologico: G2 duttale infiltrante. Alla fine del mese iniziai i sei cicli di chemio. Fu come entrare dentro un frullatore, passarono cinque mesi senza che me ne rendessi conto. Finii con la convinzione che fosse stato un incidente di percorso e ritornai al lavoro. Ero felice, andavo in palestra, uscivo con gli amici, mi stavo riprendendo la vita a piene mani, fino a che non ci pensai più.

Poi arriva il novembre del 2008. Una notte, girandomi sul fianco destro, sento dolore all'ascella. Accendo la luce e inizio ad avere conati di vomito, mi tocco e sento una palla nel cavo ascellare. Mi butto sul letto, disperata, la mattina chiamo il mio senologo e stavolta vado sola, senza mia figlia, e faccio subito risonanza magnetica. Ci risiamo. Dopo cinque giorni, di nuovo in sala operatoria, tredici ore d'intervento   e   mastectomia bilaterale. Tolgono ghiandola, muscolo e diciotto linfonodi tutti negativi. Passo la notte in ospedale con sei sacche di sangue e il sottofondo del pianto dei miei figli. Esco dall'ospedale e dopo venti giorni ricevo l'istologico: carcinoma duttale infiltrante G3. Si ricomincia: otto cicli di chemio e trentotto radioterapie. Finisco distrutta dai terribili effetti collaterali, ma felicissima riprendo la mia vita. Faccio controlli ogni quattro mesi e, dopo un anno, ricostruzione con gran dorsale, pelle e grasso della pancia al seno destro, mentre al sinistro protesi. Sono quasi tornata nella norma.

Gennaio 2011. Durante un controllo, mentre mi visitava e scherzavamo, nel toccare il collo, l'oncologo tace; prende il telefono e chiama radiologia. Subito una tac, di corsa biopsia su una lesione al collo. Il referto: metastasi G3 al 4° stadio della malattia , HERP 2 negativo. Faccio PET e altra TAC:

nove metastasi sopraclavicolaleri , tre epatiche e quattro in zona lombale. Disperata, stanca e arrabbiata, dico di non voler fare più nulla. L'oncologo allora chiama i miei figli, fa capire a loro che dobbiamo intervenire il prima possibile senza perdere tempo . Dopo qualche giorno mio figlio m'invita a cena e mi dice: "Mamma ricordi, quando hai fatto la biopsia, che Valentina ed io non eravamo lì con te? Stavamo facendo la fecondazione artificiale, stai per diventare nonna di due gemelli!".

Ho fatto tredici mesi di V*******e e X****a, poi F******x per cinque anni. Oggi vivo con controlli ogni quattro mesi, la malattia è stabile, ma l'anno scorso ho fatto altri due interventi per sospette lesioni maligne.

Nel frattempo ho visto nascere un'altra nipotina, la figlia di mia figlia, i miei obiettivi più grandi li ho raggiunti, ho imparato a convivere con la paura,vivo ogni giorno come fosse un regalo, giorni da aggiungere alla mia vita.

Questa la mia storia un po' triste, ma è la mia... di Diana

Ho incontrato il cancro mentre cercavo l'amore più grande per una donna: un figlio.

Forse proprio questa ricerca è stata la causa di tutto, ma neanche per un attimo mi sono pentita di questo, perché poi l'amore della mia vita è arrivato da lontano, e mi ha riempito di amore e continua a farlo ogni giorno.

Il suo arrivo è coinciso con la mia terribile diagnosi, ma lui mi ha distratto dal male, lui mi richiedeva amore e attenzioni, e la mia vita è proseguita, mettendo il cancro al secondo posto, vivendolo solo come uno dei tanti momenti della mia giornata frenetica, con tutte le difficoltà che, se non si sono vissute, nessuno potrà mai immaginare.

Purtroppo non sono stata aiutata, mio figlio non è stato aiutato, io sono diventata metastatica dopo tre anni, e lo sono tutt'ora a 5 anni dalla diagnosi di primario.

La mia vita continua tra dolori, paure e difficoltà, ma concentrata tutta sull'amore giornaliero per mio figlio e quindi anche con grandi gioie, mentre la mia malattia è stata dimenticata da chi mi circonda, che mi tratta come una perfetta sana, anzi una che deve rincuorare loro, tutti noncuranti del mio stato e delle difficoltà a gestire la mia quotidianità, le mie terapie, i miei dolori fisici e morali e il fare la mamma e l'educatrice.

Il cancro mi ha cambiata, ha toccato tutti gli aspetti della mia bella vita, come donna, come madre, come figlia, come moglie e come lavoratrice.

Riconosco di essere forte, ma, fragile allo stesso tempo, come un bicchiere di cristallo incrinato, il mio equilibrio e la mia apparente serenità sono effimeri, e basta un niente per romperli.

Spesso ho la sensazione di non trovare il mio giusto posto, come se già appartenessi ad un'altra dimensione. Solo mio figlio è sulla mia stessa dimensione e vuole che io viva per lui.

Io lotto ogni giorno che mi sveglio perché mio figlio ha già subito un abbandono, voglio che solo il più tardi possibile ne debba subire un altro.

Trovo quello che mi è successo tanto ingiusto, io che sono sempre una che non ha voluto neanche nelle piccole cose l'ingiustizia.

Spero che la ricerca mi salvi, la mia fiducia non crollerà mai, fino alla fine.

Ei fu, siccome immobile di Daniela Dolesi

Era il cinque maggio e, con la mia Sisterina (amica d'infanzia e sorella d'adozione), mi recai dal mio ginecologo per il controllo annuale. Avevo intenzione di chiedergli che cosa potesse essere quel dolorino che da giorni gironzolava fra braccio e seno sinistro. "Tutto okay"- mi disse- "non ti preoccupare, sono piccole cisti, torna fra sei mesi che ricontrolliamo". "D'accordo dottore" –risposi- "ma se facessi una mammografia? Sa, non ne ho mai fatta una...". Mi disse di lasciar stare, che non sarebbe servita e che sarebbe stato meglio evitare radiazioni. Uscimmo dallo studio medico e la mia Sisterina mi guardava con gli occhi pieni di lacrime e intanto mi disse:" ti fidi ?" Certo che no, non mi fidavo mica: è un uomo, che ne sapeva lui del dolore alle tette? Come al mio solito, cercai di sdrammatizzare e siccome il mio medico di base (donna e con le tette) era ancora in studio, pensai di passare da lei e così, mentre le raccontavo della mia visita dal ginecologo, la dottoressa aveva già preparato la richiesta urgente per la mammografia ... Inutile dire che le donne son troppo avanti! Pochi giorni dopo avevo in mano il risultato, parole strane: neoplasia, carcinoma. Oh, ma scherziamo? controllate bene quei macchinari che non ho mica tempo di soffrire, io! Passarono i giorni fra mammotone, ecografie e stica@@i . "Sentimi bene", cancretto," ti sei già preso mio padre, poi mia madre, ora cerca di girare alla larga!". E fu così che venne fuori il mio essere donna con le palle. Decisi di prenotare un appuntamento in una struttura fuori regione: magari il cancretto non aveva voglia di seguirmi! Da allora fu un susseguirsi di mastectomia bilaterale, paura di non farcela, l'angoscia di non vedere i figli crescere. Poi ci siete voi, donne stupende, che mi tenete per mano e mi incoraggiate a non mollare mai. Fra due giorni ho una risonanza. Paura ? E certo, la paura è sempre lì con me, non mi lascia un attimo. Fa parte di quel pacchetto che ci porteremo dietro tutta la vita. Eh sì, la vita, ora che ho trovato la gioia nelle piccole cose, nei sorrisi, negli abbracci... amo la vita più che mai!

41

Una vita al ribasso di Nunzia Donato

26 febbraio 2016, ore 9. Ecografia di controllo, anche stavolta sono sola, capita! Non è la prima volta, mi viene in mente che pure un anno fa ero sola, sebbene accompagnata "a distanza." Tocca a me! Seno a posto! Uh sospiro di sollievo! Andiamo all'addome…il medico passa e ripassa la sonda, a destra, sul fegato…vede qualcosa, non è chiaro inizialmente, riprende l'eco di sei mesi fa, sono puntuale nei controlli: "Non c'era nulla! Ora"- dice quasi non credesse a ciò che vede, ricontrolla di nuovo, "ci sono due masse piuttosto grandi", per lui sono secondarismi, (che significa?) Non capisco, MA capisco! E mi spunta una lacrima, la asciugo, finiamo l'esame ed esco in silenzio.

Quando arrivo al porto, mi lascio andare e piango. Vorrei buttarmi in mare, per non dover pensare al futuro che mi attende, per evitarlo. Morirò presto, molto presto, mi dico, e soffrirò maledettamente!

E stavolta mi sento più sola… Ho perso alcune persone che mi erano state accanto come Fabio, il mio migliore amico, che con una scusa quel 16 gennaio 2009, passò da casa mia per crearmi un alibi, affinché facessi eco al seno senza che mamma sapesse. Avevo prenotato subito quell'eco, non appena avevo sentito "qualcosa di duro" toccandomi il seno. Avevo trentaquattro anni non ancora compiuti…mancavano otto giorni al mio compleanno, uno dei più brutti che abbia vissuto. Ricordo che mi sentii persa, ma sapevo di poterne uscire…ora, ora non ci posso sperare!

Piango, piango…poi, mi decido a chiamare, ma chi? Chiamo Carla, le racconto brevemente, rimane sconvolta e muta al telefono…non aveva potuto accompagnarmi quel giorno! Mi chiede di stare tranquilla…come? Mando un whatsapp al mio

oncologo, mi dice che dobbiamo approfondire, di fare una tac
e una PET. L'ecografia che gli invio per mail gli dà la certezza!
Poi chiamo mia madre, le dico che pare che ci sia qualcosa al
fegato, ma non si sa che cosa sia...potrebbe essere un falso al-
larme. Da ora si susseguono le file dai medici, le richieste, le
telefonate di prenotazione, per non perdere tempo prezioso.
In poco più di un mese faccio Tac, PET e biopsia, più visita oncologica e un altro consulto a Rozzano, le analisi genetiche e
inizio terapia. Di nuovo! Dopo sette anni in cui ho sperato con
tutte le mie forze, fino a convincermi, che non mi sarei riam-
malata più! Si ricomincia, ma stavolta non si sa per quanto,
anzi, si sa che le cure non avranno fine, finché IO non avrò fine.
Le metastasi, perché di questo si tratta, sono circa 11 (5-6 ai
polmoni, due al fegato, le più grosse, uno al mediastino, uno a
una costola, uno al bacino). Mi sento invasa, sento che non ho
scampo benché molte metastasi siano piccole, sono dappertutto!
La mia vita è finita! Stavolta lo penso veramente. Anche alla
scoperta del primario ho pensato che sarei potuta morire, ora
SO che sarà così! Allora mi dissi che sarei rimasta sola, non a-
vrei più potuto fare molte cose nella vita, probabilmente non
avrei potuto avere un compagno e dei figli, né trovare un buon
lavoro...che sarei vissuta a fare? Il dolore? La sofferenza? Non
erano e, non sono le uniche cose a farmi paura. Dopo il primario, provata, ma non abbattuta, ricominciai a "vivere a metà", o
forse per meno della metà,al ribasso, come dico spesso, come
se la mia vita perdesse sempre più valore. Mi accontentavo,
ero cambiata, ero più resiliente, più combattiva perfino, e più
piena d'idee. Non mi fermai neppure durante le cure, ho lavorato, frequentato corsi. E dopo ho viaggiato, sono stata con
quelli che credevo amici per la vita, sempre senza mostrarmi
debole o piagnucolona.

Dopo questa diagnosi no! Mi sembra di non poterlo fare più. Ora sono fragile, mi sento e sono spesso sola. Passa qualche mese, sento di aver toccato il fondo, che così sto troppo male. Ho bisogno di soluzioni, di attivarmi. Devo essere io a organizzarmi tempi e spazi, vita! Quando non hai un compagno, non hai un lavoro e neppure amici, quando i familiari su cui puoi contare sono impossibilitati a darti un sostegno continuo, quando però, per tua fortuna, puoi ancora muoverti in autonomia, allora provi a fare il massimo da sola. Vado in ospedale anche da sola, poi dopo aver fatto terapia, qualcuno mi recupererà...decido di rivolgermi a una psicologa, m'informo su internet della malattia e facendolo m'imbatto in un gruppo di donne nella mia stessa situazione e con loro recupero quella mancanza di comprensione e di solitudine, con loro e per loro trovo la forza di riattivarmi. Resisto così alle prime terapie e sembrano funzionare: da undici metastasi, passo a quattro, con riduzione del fegato, poi a 3...ma due peggioramenti mi attendono! Il primo quando il taxolo, fatto in prima linea, smette di funzionare, e il secondo dopo quella colecistectomia, che diventa necessaria ed urgente per poter poi proseguire con le terapie. Si riprende presto, infatti, ma la speranza riposta in queste capsule dal nome lungo e poco simpatico purtroppo è vana! Si passa alla terza linea, ancora un farmaco in vena. Questa cura, per ora sta funzionando, le metastasi al fegato sono ridotte di molto, rimane, però molto attiva, a disturbare continuamente quella al mediastino. Vedremo al prossimo controllo se il trend positivo sarà confermato. Oggi è l'anniversario, due anni da metastatica, due anni che neppure avrei pensato di vivere, due anni utili per trovare un nuovo equilibrio, una nuova forza. Due anni in cui ho agito e fatto tutto ciò che potevo, pensando sempre, non starò mai meglio di ora. Perciò vivo ORA, finché di vita ce n'è!

Il mostro non mi avrà di Vicky Vincenza Elegante

Aprile 2013 dopo mesi d'insistenze da parte della mia amica, mi decido a sottopormi a una mammografia. Entro con la certezza, che il controllo non potrà che essere eccellente, poiché nella mia famiglia mai nessuna donna ha avuto problemi.

Mi accoglie un radiologo molto gentile, che capisce il fastidio che può' arrecare l'esame, chiacchieriamo mentre mi prepara, e sta ancora chiacchierando quando inizia; poi all'improvviso si ferma, lo sguardo e la sua affabilità sparisce, non sono una sprovveduta, a bruciapelo gli chiedo che cos'è? Ritorna gentile, e mi dice che dovrò chiederlo al medico.

Nemmeno il medico si sbilancia, e richiede personalmente una visita con un chirurgo senologo con la massima urgenza ... brividi lungo la schiena.

Nel percorso verso casa cerco le parole, per rendere partecipe la mia famiglia della situazione. Le parole, non le trovo.

Dico solo che per il giorno seguente devo presentarmi dal senologo.

La mia mamma sempre presente mi accompagna.

Il chirurgo è simpatico,ma diretto, c'è qualcosa che non và, ma ancora non sappiamo cosa.

A quel punto sono presa in osservazione dalla Breast Unit, che mi afferra per mano, e mi fissa un appuntamento dopo pochi giorni.

Mi sentivo come messa in un frullatore gigante.

Viene il giorno ...

Entro in un ambulatorio, dove mi accolgono infermiere sorridenti, mi guardo intorno, sono tutte donne, anche il medico.

Iniziamo, sto sdraiata su quel lettino, per un tempo che non sembra finire mai, poi mi fanno accomodare fuori.

Dopo un po' mi richiamano, entro con il seno dolorante e i pensieri che bruciano. Aspetto la dottoressa che con tutta la gentilezza del caso, mi dice che dal primo esame dei campioni, non ci sono dubbi.

E tutto ha inizio ... sembra una follia: analisi, ricovero, intervento, terapie, radio. Tutto corre ... il tempo!

In questo faticoso percorso perdo persone a me care, e faccio un giuramento a me stessa: il mostro, non mi avrà.

Io devo vivere anche per chi non può più farlo.

In questi cinque anni ho imparato a vivere giorno per giorno assaporando ogni singolo istante

Forse meglio a me che ad altre di Alessandra *Faccini*

È tardi, devo fare una doccia veloce e partire, passo sapone su gambe, braccia, schiena, seno... seno, seno.

E che cosa è questa pallina? Ma dai! Sarà il mio seno masto-patoso, sarà una ghiandolina infiammata, sarà...

Poi mammo, eco, agoaspirato.

Attesa per esito biopsia.

Arriva il giorno: "Signora Faccini entri pure lei!" Ioooooo? Ma se sono arrivata, per ultima...Capisco tutto subito: TUMORE.

In un mese pre - ricovero, ricovero, operazione. Tutto bene. Io non patisco gli ospedali. Poi arriva esito: triplo negativo, inizio chemio, alla seconda perdo tutti i capelli ... parrucca.

Pochi se ne accorgono, vado a fare la terapia serena; in oncologia mi sento protetta come sotto una campana di vetro, conosco donne splendide e sempre fiduciose, sempre sorridenti.

Chemio superate con un percorso quasi netto radio un po' meno. Sono sempre stanca, affaticata, febbre per un mese consecutivo.

Ricovero, infettivo logo, specialisti, poi finalmente passa.

I capelli ricrescono e la mia vita riprende con diversi chili in più, merito delle bombe di cortisone che mi hanno somministrato; poi controlli e visite.

Ecco che arriviamo a dover fare isterectomia, questa volta niente chemio; e poi basalioma maligno.

Ora vivo serena con farmaco per il cuore e dolori perenni alle gambe(eredità lasciatemi dalle chemio).

Dico meglio a me che ad altre, perché oltre al cancro mi è stata data una grande forza di affrontare questo percorso ad ostacoli; non dico che il cancro sia stato un dono, ma sicuramente una opportunità, l'opportunità' di conoscere Donne, opportunità di dare valore alla vita, opportunità di apprezzare le cose vere, opportunità di riuscire a dire grazie.

Opportunità di conoscere Claudia Mulas e Cencetti Cristina.

Opportunità di aver potuto far parte di questo gruppo..

Il mio "ospite" è arrivato nel mese di aprile... di Simona Giovani

Si l'ho sempre considerato "ospite" perché, di fatto, era arrivato. Non l'ho mai considerato parte di me. Tanto che se ne doveva andare prima o poi. Poteva solo essere ospite del mio corpo nel senso che, lo tenevo a distanza.

Ricordo che era un giorno come un altro del 2012 e stavo facendo i miei controlli di routine dalla mia ginecologa. Ero appena uscita da una lunga relazione finita male. La mia ginecologa di fiducia dalla quale immancabilmente una volta l'anno facevo visita e Paptest, quella volta volle farmi un controllo più accurato del seno sx. Le avevo già detto che al mio tatto avevo sentito qualcosa di più solido e anche doloroso.

Mi prescrisse le ricette per un ago aspirato e un'ecografia senologica. Mi dette lei il numero di cellulare di una dottoressa di cui si fidava e mi consigliò di farlo prima possibile. Fissai l'appuntamento privatamente entro quattro gg.

Arrivò il giorno dell'ago aspirato. Sapevo che non sarebbe stato troppo invasivo perché l'avevo già fatto molti anni prima. Ero tranquilla.

Mi presentai puntuale all'appuntamento. Quando entrai vidi una signora col camice bianco dai modi garbati che mi accolse con un sorriso. Mi disse che era informato di tutto perché la mia ginecologa gli aveva passato le informazioni tramite e-mail. Mi chiese di sdraiarmi su quel lettino e cominciò con l'esame ecografico. Le dissi dove sentivo dolore. Lei mi disse che non era niente di grave. Ma che c'era altro sotto nascosto dalla ghiandola mammaria. Mi disse che era una calcificazione e che si doveva fare una biopsia. A quel punto capii che le cose erano serie. Mi chiese se ero disposta a farla subito oppure tornare. Lei era disponibile.

Decisi di procedere...

La dottoressa chiamò un'assistente che appena mi vide, mi fece un complimento e mi sorrise. Avevo già capito che era solo per tranquillizzarmi. Mi fece anestesia locale seno sx poi un'incisione col bisturi e prelevarono un piccolo frammento. Chiamarono un altro collega al cellulare e lo avvisarono che l'indomani avrebbe dovuto fare l'esame istologico del frammento. Poi mi chiede di sedermi perché doveva parlarmi. Mi disse che sicuramente sarebbe stato un carcinoma lo aveva già individuato durante l'ecografia. Ma l'esito della biopsia era necessaria.

Le chiesi cosa sarebbe accaduto poi...

Fu molto diretta: intervento e cure oncologiche. Mi disse già due nomi di chirurghi di Careggi.

Tornai a casa. Non sapevo ancora cosa mi sarebbe aspettato. E non ci volevo pensare. Dopo cinque giorni, arrivò una lettera nella cassetta della posta. C'era scritto l'esito carcinoma maligno_7mm.

Chiamai la dottoressa. Il 23 maggio del 2012 fui operata. Quadrantectomia. Radioterapia per trenta giorni e cura ormonale. Visite ed esami controllo ogni sei mesi.

Volli affrontare tutto da sola. L'intervento andò bene. La radioterapia un po' meno. Stancante e faticosa.

Le cure con le punture di Enantone erano drammatiche. Gli effetti collaterali ancora peggio. Dolori alle ossa. Insonnia. Affanno. Sudorazione...

Ogni venti giorni una puntura e così per cinque anni.

Mi prefissi un traguardo:

Il 23 maggio del 2017 avrei festeggiato... e lo condivisi con Niccolò.

I controlli andavano bene ma ero sempre stanca. Le cure troppo forti.

Ma accade la disgrazia più grande. Il 25 marzo del 2016 persi mio figlio Niccolò. Mancavano solo sei mesi al termine delle terapie. Decisi di interrompere sei mesi Prima. Non m'importava più niente. In oncologia non Avvisai nessuno della mia scelta finale.

50

Era diventata una battaglia personale tra me e ciò che la vita mi aveva tolto, mio figlio.

l'ospite era diventato un estraneo.

E il 23 maggio del 2017 non festeggiai nessun traguardo.

E dopo la tetraparesi e tutto il resto appresso, Gigetto non poteva mancare Di Giulia

Era inizio Febbraio 2014 precisamente il 03 febbraio, stavo rientrando da una meravigliosa festa fuori Firenze, infatti in aereo alla mamma dissi "adesso è proprio un periodo, in cui la vita mi sorride"....

Martedì 04/02 solita nuotata in piscina... ma nella doccia Mamma scopre quella cosa "quel Gigetto " quell'inquilino poco gradito dentro di me (ovviamente dal lato sinistro, quello più debole da sempre) io che penso nooo, è solo perché sempre mi sforzo nuotando!

Mercoledì 05/02 ore 19.30 ecografia vicino casa il mio mercoledì da leoni a Sesto, dove mi consigliano una biopsia urgente per fibroadenoma seno SX

Mercoledì 19/02 ore 10.30 biopsia my first time in Careggi City dopo trentadue anni stringo i denti e viaaaa

Martedì 04/03 ore 15.30 Ecco il risultato con my Special Prof: "Quel "Gigetto Macchiato" sai Giulietta è da togliere veloce e con urgenza e tutto si è bloccato.

Mercoledi 05/03 Telefonata a Marseille (urge risonanza magnetica ed io ho il titanio dentro di me) per sentire se ok potevo farla quella telefonata fu energia pura per me parlare con colui che conosce alla perfezione ogni millimetro di me, il professore mi rispose si certo che puoi farla, ora devi pensare solo a quello e, nel mio adorato francese mi disse "mais c'est pas possible, tu avais dejà eu beacopu ma cherie amour" (eh già avevo già dato, ma...)

Venerdì 07/03 Visita si parla di quadrectomia (arabo fino a lì) ma il mio "Georadar" capisce subito di essere in ottime mani incondizionatamente circondata da persone – Medici più che speciali.

Lunedì 31/03 il giorno della risonanza - ma quando il gioco si fa duro a giocare – l'immediato referto narra che Gigetto era già lì secondo i vari calcoli da inizio ottobre 2013 dato che era 9.8mm

Venerdì 11/04 ore 08.30 Ecco la chiamata attesa - ricovero 16/04 - Intervento 17/04 –

Giovedì 17/04 ore 07.46 è arrivato il momento di raccogliere le forze e andare da Prof e farsi togliere quello scomodo "lui" dal seno sx - E fu il buio – intervento nr ventitre della mia Vita (posso dire di essere letteralmente abituata al mondo chirurgico e tutto ciò che è una sala operatoria ed il suo freddo come (l'era glaciale)

ORE 10.00 Riapro gli occhi in un abbraccio immenso, che mi dice tutto perfetto, tutto negativo (abbiamo fatto la festa a Gigetto corredato della sentinella + 4 linfonodi) Tocco il cielo con un dito!

Venerdì 18/04 ore 12.00 si torna a casaaaa! Un'altra vittoria in tasca.

Venerdì 16/05 Ritiro Esame istologico, conferma tutto negativo (Carcinoma infiltrante G2

estrogeni 100%, progesterone 100%, her2 neg., ki67 15%)

Mercoledì 28/05 con oncologo persona bellissima è diventato la mia sicurezza in tutto e per tutto, non lo ringrazierò mai abbastanza.

Alla sua lotteria vinco ventotto MESI di San Enantone 38 radioterapie e San Txxxxxxxxx.

Appena fatta ecografia e mammografia del 4'anno A CAREGGI city!

Che dire, il sorriso non lo perdere mai, qualunque cosa accada, perché la vita non sarà domani ma in questo preciso istante.

Sono ricca " Gabri Ella "di Gabriella Gotelli

Una vita serena, trascorsa tra la cittadina di provincia che mi ha visto nascere e, la campagna dai nonni, fino al primo grande dolore: la perdita del mio papà, avevo ventiquattro anni ero figlia unica e siamo rimaste io e la mia mamma, con la fortuna di avere però parenti e amici che non ci hanno mai fatto sentire sole.

Conoscevo già chi sarebbe diventato mio marito e dopo pochi anni ci siamo sposati, abbiamo accolto con gioia la nascita di Federica (il nome del mio papà) e gli anni sono trascorsi velocemente, con le fatiche del lavoro, impegni e grattacapi vari ma nell'insieme una vita semplice e soprattutto felice.

Ho cinquanta anni, mamma con un aggravamento della demenza senile, qualche acciacco strano e il controllo annuale al seno. E' un sabato d'inizio maggio, ricordo com'ero vestita e vado tranquilla, lontana da immaginare cosa stava per succedere: il medico mi dice di aspettare, mi accompagna in un altro studio, dove c'è l'ecografo e dopo qualche minuto di silenzio mi dice che c'è un nodulo ... ricordo il cuore in gola e ascolto la telefonata alla dottoressa che il lunedì mattina alle otto mi aspetta per fare l'ago aspirato.

Fino a che non ascolto la diagnosi continua a dirmi che non può succedere a me: non ho casi in famiglia, mangio tanti cavoli (notoriamente preservano dal tumore al seno!), bevo tè verde (anche qui vado sul sicuro!) non ho mai fumato, non bevo, faccio yoga,ho una sana alimentazione ... insomma tutto depone a mio favore. Probabilmente non tutto perché le parole che la dottoressa mi rivolge sono molto diverse da quelle che mi aspettavo.

Da lì cambia tutto ... il percorso è di tante ... sono passati ormai più di sei anni da quel giorno e tante cose sono successe nel frattempo, fanno parte della vita indipendentemente dal tumore ma se dovessi riassumere questi anni, mi sento di dire che ho fatto una scoperta importante, che forse non avrei mai fatto: sono ricca.

Non ricca di beni materiali, che certamente aiutano, ma ricca nel vero senso della parola,attorniata da persone che mi hanno donato tanto, che esistevano già nella mia vita ma non sapevo quanto fossero importanti e soprattutto vere, in grado di farmi sentire amata e supportata, che condividevano le mie paure ed allo stesso tempo erano forti con me. Mi riferisco alla mia famiglia (mio marito, mi ha sempre accompagnata a tutte le visite e alle terapie senza far trapelare le sue paure), alle mie cugine, alle mie amiche più strette, alle amiche della parrocchia e dello yoga, ai compagni di scuola, ai colleghi nessuno escluso.

Oggi mi sento ancora più ricca perché ho incontrato tante donne che hanno affrontato il mio stesso percorso, con alcune è scattato qualcosa d'indescrivibile, un affetto sincero come se ci conoscessimo da sempre, Monica, Luisa e Olivia le sento e le frequento come accade con le persone più care e fanno parte della mia vita nel modo più semplice e allo stesso tempo totale.

Non mancano le paure, le ansie per i controlli e il dolore lancinante per le amiche che non sono più fra noi, ma cerco di non dimenticare mai che ... sono ricca!

Lo scherzo del primo aprile 2016 Di Lucia Guazzoli

Eh sì, bello scherzetto ho pensato subito , non appena l'ecografista mi ha chiamato dentro dopo una mammografia di controllo. Perché mi dicevano che ero fissata con questi tumori, da quando il 25.10.1993 mi sono tolta ambulatorialmente quella che dicevano essere una semplice ciste. Dopo un mese che non avevo nessuna notizia del risultato istologico, un sabato mattina compleanno dei miei gemelli (3 anni) vado in ospedale e in reparto chiedo: lo sgomento delle infermiere, quegli occhi, che si abbassano e, la voce incerta " deve parlare lunedì con il professore ". ci volevo credere e non volendo aspettare il lunedi vado in anatomia patologica e chiedo il referto: sul Pc appare " neoplasia maligna compatibile con sarcoma"...il gelo!!! l'infermiera resetta il tutto dicendo che quella non era la mia diagnosi ma io avevo già visto il mio nome su in cima , comincio a piangere e stringo la Martina che era con me pensando subito : non la vedrò crescere.
Poi intervento di nuovo al CTO e la nuova notizia cioè non è un sarcoma ma un tumore rarissimo 200 casi nel mondo: che culo penso ! "malformazione genetico embrionale" .Nessuna cura sviluppata per questo tipo di tumore. E allora nulla, solo controlli e la paura che per ben ventitré anni non mi ha quasi mai abbandonato. Ed eccomi qui 01.04.2016
davanti a due tumori bilaterali (quello di sinistra poi rivelatosi non maligno ma un B3, tessuto precanceroso) l'intervento con il mitico Orzalesi, nessun linfonodo interessato e quindi abbastanza tranquilla: farò la radioterapia mi é sempre piaciuta la musica Ma ecco la mazzata finale: sì é piccolo, i linfonodi sono sani ma è un triplo negativo, il più aggressivo dei tumori al seno non sensibile alle cure ormonali. E quindi chemio! Non vi sto a dire nulla di questo passaggio perché già sapete tutto. Che dirvi oggi? Sono felice di questa nuova me. Ho gettato il mio "quaderno delle malattie" (lo so. Non sono 100/100) e vivo ogni giorno come non ho mai fatto. Ho la grazia della fede che mi ha sempre aiutata dando un perché a questo dolore, al-

la vita. Ho un marito che non mi ha lasciata sola neppure mezzo secondo, ha tutto lui sotto controllo, le mie visite di controllo i miei esami (tanto che me li scarica dal sito USL senza aspettare mai le risposte canoniche ,) sono amata dai miei figli , dalla mia famiglia, mia mamma e mia sorella;   non ho mai smesso di lavorare pure durante la chemioterapia, il mio babbo purtroppo é morto a 60 anni per un tumore al polmone. Ho fatto esami BRCA1 e BRCA2 e sono negativi e questo mi é stato di conforto soprattutto per la mia Marty(che si é sposata il 22 settembre. Poi ho incontrato voi e il condividere mi è stato di grande conforto. Ho tanti effetti ancora del taxolo della chemio (le quattro rosse le ho fatte, delle dodici di taxolo invece ne ho fatte solo cinque, non l'ho potute finire perche ho avuto una forte neuropatia periferica) ma ho anche il mio canto, la mia danza terapia, ho le mie amiche, la mia "aperifede", il mio uncinetto, i miei libri insomma la mia vita!
Odio il pesce d'Aprile!

Speriamo che... di Antonietta Iorio

La mia storia inizia la sera del 30 dicembre 2000, giorno in cui notai una pallina sul seno sinistro. Visto il periodo delle festività natalizie, i medici erano in ferie, così la mia operazione slittò al 19 gennaio del 2001.

Feci chemio, radio e i cinque anni di cura ormonale, sempre sotto accertamenti, ma evidentemente questa brutta esperienza non bastava. Dopo sette anni, scoprirono un altro tumore maligno nel seno destro. Grazie al fatto che mi controllavo spesso, me la cavai con radio e altri cinque anni di terapia.

"Speriamo che non si presenti più", questo era ciò che mi dicevo, ma il mio pensiero in realtà era un altro, perché volevo togliermi la vita. Se non l'ho fatto, è stato grazie all'affetto dei miei figli e all'amore di mio marito, che non ha mai smesso di starmi vicino e seguirmi. Se non l'ho fatto, è stato perché ho capito che la mia famiglia stava soffrendo troppo: mio figlio, il più grande, aveva addirittura cominciato a perdere i capelli, l'altro la barba. Mi sono detta che dovevo capire questo messaggio, capire che la mia famiglia stava soffrendo troppo. Ho iniziato a mettere la parrucca e a uscire, per dare un'impressione di normalità.

E ora? Dopo tanti anni, se vedono che sto in silenzio e in disparte, si preoccupano, ma io davvero non posso fare di più. Mi manca mio marito, in tutto questo, mi manca tanto. La malattia ha preso anche lui e se n'è andato in quaranta giorni.

In fondo lo sapevo già di Renza Lana

Donna in carriera o, almeno, così mi piaceva immaginarmi.
Lavoro, lavoro... nessun tempo per me stessa. Ne'per le amicizie, che mica ti aspettano in eterno.
Un matrimonio così, traballante.
Un marito invalido, disoccupato. Succede nella vita a due. Dopo anni di benessere, d'incoscienza, viaggi, ecco prima il suo diabete, la sua epatite. Poi la sua cirrosi. Certo non poteva più girare l'Italia ogni santo giorno. E in un attimo eccolo diventato, per il mondo del lavoro, inutile. Dura da accettare, per lui e per me.
Ero rimasta io a "reggere la baracca", a prendere in mano le situazioni. Essere il soggetto più forte a volte pesa. Scatti di ribellione, solitudine. È difficile capire chi sta male, chi è più debole.
Che cosa fai? Abbandoni? Con quale coraggio?
E allora lo stress, le lacrime, a volte frasi ingiuste perché... perché siamo umani.
Poi lui. Il gonfiore che diventa una vera e propria nocciola al seno. Che ignoro per due, tre anni. Paura, forse. Mancanza di tempo e, certo, di coraggio.
In fondo ne avevo abbastanza di medici. Mio padre, sette anni di Alzheimer. Mio marito. Basta. Finché il corpo si è ribellato alla mia indifferenza. Febbriciattole continue, debolezze. Iniziavano le assenze dal lavoro perché le forze non c'erano più.
E così...nel maggio 2013 mi sono ritrovata dalla senologa, per forza. Ormai anche appoggiare una maglia al seno, faceva male.
La trafila di tutte. Ecografia, mammografia, ago aspirato, biopsia. Lo sapevo già. Era lui, il famoso cancro al seno.
Che purtroppo conoscevo indirettamente.
Sembra assurdo ma pochi mesi prima aveva attaccato una mia amica e, ricordo, quando l'ho saputo, sono scoppiata a piangere. Senza mai trovare il coraggio per telefonarle.

L'ex moglie di mio marito, che da anni lo combatteva, sia pure nel modo sbagliato. E ora toccava a me.

No, nessuna paura.

Curiosità, semmai.

E soprattutto una facile via di fuga dalle responsabilità.

Ora altri mi dicevano cosa fare, mi dettavano i giorni per le terapie, le medicazioni.

Dopo cinque anni ricordo appena il giorno dell'intervento (quadrantectomia con scavo ascellare, tre linfonodi intaccati), le chemio, il tatuaggio per le radio. Tutto sfumato, come appannato.

Una cosa non dimenticherò mai.

Proprio mentre ero indecisa su ogni cosa, su dove andare a operarmi, su quali strade seguire, il mondo del lavoro mi volta le spalle. Un tentativo di licenziamento, evitato al volo mettendomi in mutua per tutta la durata dell'evento chemio. Che batosta.

E mio marito? Ora la parte debole ero io.

Non gli ho più tarpato le ali, poteva sorreggermi mentre inciampavo. Accompagnarmi a ogni chemio, che ogni volta festeggiavamo al ristorante. Scegliere con me la parrucca, i turbanti. Arrivare alla sera con cuffiette improbabili perché di notte sentivo freddo in testa. Avvolgermi il braccio con il domo pack, perché potessi fare la doccia senza bagnare il pic. E sempre con leggerezza, con un sorriso.

Certo, il percorso è stato lungo. Anzi, non è finito, altri cinque anni di tamoxifene.

Sono cambiate le priorità. Mi voglio un po' più di bene.

Ho capito che le amicizie sono sacre.

Che da rapporti virtuali in Facebook nascono belle conoscenze e sì, anche legami molto forti.

Mai e poi mai la Renza di prima avrebbe chiesto giorni di ferie, preso un treno per abbracciare, magari per poche ore, amiche, compagne di percorso.

Soprattutto l'assurdo è che c'è voluto un cancro per riscoprire mio marito, per innamorarmi ogni giorno di lui.

La sedia di Linda Lanis

Eccoti, dunque, sei arrivato.

 Questo è stato il mio primo pensiero, immobile su quella sedia. Perché per me non eri uno sconosciuto, un qualcosa che succedeva agli altri. Avevi già colpito mia madre, due colleghe. Ti eri portato via una mia cara amica. In un certo senso, io ti stavo aspettando. Tu, dannato tumore, mi aspettavi da tempo.

Avevo fatto l'ago aspirato il due gennaio, ed ero lì, all'ISPRO di Careggi, a ritirare il responso. Non proprio un bel modo per iniziare l'anno, diciamo. Ho aspettato un'ora e mezzo in sala d'attesa, dopo settimane di ansia, come non l'avevo mai sentita. Il dottore, il medico radiologo, era in ritardo, bloccato nel traffico dei cantieri per la tramvia che si stavano mangiando Firenze. Non era lui che mi aveva fatto la biopsia, tre settimane prima. Era stata una dottoressa gentile, che era passata dal "Signora" al "Topolina" quando mi aveva vista così smarrita. Quella radiologa era in ferie ed io mi sono ritrovata sulla sedia, davanti al dottor Brancato. Ricordo il suo sorriso triste. Ho pensato: "Chissà quante volte ha dovuto comunicare la stessa notizia". Devo aver detto una cosa molto stupida, poi: devo avergli chiesto se sarebbe stato lui il mio dottore, da quel momento. Il suo sorriso si è intristito e accentuato al contempo.

Quello stesso giorno, mi ha fatto alzare per iniettarmi il carbone, poi sono stata mandata in un'altra stanza con un'infermiera, che mi avrebbe illustrato i passi successivi. Dopo, mille altri posti, mille altri appuntamenti; e un nuovo ago aspirato. Dopo la risonanza, infatti, la dottoressa Boeri aveva intravisto una zona fibrosa un po' troppo irrorata e ha voluto controllare. Non la ringrazierò mai abbastanza, mi ha salvato la vita, altrimenti a quest'ora avrei dovuto ricominciare il percorso una seconda volta. Sì, perché alla fine, i tumori erano tre: duttale infiltrante, tubulare e cribriforme, in pratica una collezione autunno inverno. Ho deciso, con il dottor Orzalesi, per una mastectomia bilaterale.

La cosa peggiore, per quanto ci si debba abituare ai due "ferri da stiro" sul petto, alle cicatrici, al corpo che non è più il tuo, alle terapie che ti cambiano e ti minano fisicamente e spiritualmente, è lo scoprire che di cancro al seno non si guarisce. Si può guarire. Permettetemi, non è la stessa cosa. Io mi sono iscritta da subito a un gruppo di supporto che è stata la mia salvezza ma ricordo che, la prima settimana, due sorelle ci hanno lasciato ed è stato devastante, dopo che per anni hai sentito parlare di fiocchi rosa, di prevenzione, di diagnosi precoce.

Ci chiamano "Guerriere". È una bella parola, la uso anch'io. Ho pure un ciondolo, acquistato da quella bellissima associazione che è "Sorridiamo", l'ho attaccato alla bustina dove tengo il tamoxifene e dice: "Tutte le donne nascono principesse...poi la vita le addestra guerriere". Non ho mai pensato che fossimo davvero guerriere: un guerriero fronteggia l'avversario, che sia più forte o più debole, da pari a pari, scegliendo le sue armi, scegliendo i suoi colpi, è un combattente addestrato ed esperto. No, noi siamo soldati di trincea, obbediamo a quello che ci dicono di fare, impugniamo armi troppo pesanti, combattiamo un nemico potente, ma vogliamo solo rimanere vive, non vincere uno scontro. Noi, per quanto combattiamo, possiamo sperare di non essere tra i caduti. E quando la nostra vicina, che combatteva accanto a noi, è portata via, una parte del nostro cuore muore con lei.

La vita va avanti. Cambia, ma va avanti, e ci si rende conto di due cose: la prima è che niente sarà più lo stesso. Molte persone spariscono, molte cose ci lasciano e alcune le lasciamo noi, dovendoci concentrare sulle cure e sui cambiamenti del nostro corpo. La seconda, però, è che le cose importanti restano e diventano ancora più forti, un po' come quando per far crescere bene una pianta, devi individuare e segare i rami secchi o malati. L'insegnamento, che per me è sempre stato una missione, è divenuto ancora più importante, ha acquisito un significato ancora più puro; se è possibile, amo mio marito ancora di più e il nostro rapporto si è addirittura rinforzato; le amiche, quelle vere, sono rimaste lì, a far muro attorno a me. E poi ci sono le fantastiche donne che ho conosciuto, che all'inizio mi hanno incoraggiata e mi hanno insegnato tante cose. Ora io cerco di fare lo stesso con le nuove sorelle. Perché la vita deve andare avanti.

Eppure.

Eppure io da quella sedia, davanti al dottor Brancato, non mi sono mai alzata. Una parte della mia anima è rimasta lì, seduta, davanti alla diagnosi. Non si è alzata col resto del mio corpo, non è diventata brava anche solo ad anticipare le richieste delle infermiere, a capire e riconoscere parole prima sconosciute, a camminare nei labirinti dell'ospedale come in corridoi di una casa d'infanzia. Non si è rimboccata le maniche e ha continuato a insegnare, a scrivere, a studiare, a vivere.

Una parte della mia anima è ancora lì, seduta su quella sedia, intontita, come se non mi avesse seguito nel percorso che è cominciato. Subito, immediatamente, senza darmi il tempo di capire.

Il dolore, la nascita e la rinascita di Irene Lanziello

Mio padre è sempre stato la mia colonna portante uomo che
mi ha sempre protetta. In una notte fredda...anno 2013   suona
il telefono "Babbo " invece era mia madre che mi dice: " il
babbo ha avuto infarto ."
Mi alzo corro in ospedale, da lì via di corsa in un altro ospedale Careggi nel tragitto babbo perde i sensi ... Arriviamo come
in un film, scesa, la barella di corsa non entrano neanche nel
pronto soccorso i medici che corrono all'impazzata verso la
sala endodinamica ....operano ... Poi sala intensiva dopo 4
giorni di nuovo sotto i ferri poi mesi duri dove il mio fisico era
a pezzi.
Tutto va abbastanza bene ma, perdo un figlio, tanto dolore.
Arriva il 2014, anno positivo, nasce il mio bambino, finalmente
la serenità, ma dura poco. Qualcosa non andava, seno dolente,
penso , sarà l'allattamento, poi un nocciolo grosso e lui che
quando stava addosso a me con la sua testa e la sua piccola
manina premeva sempre in quel punto così doloroso ....
Destino ...
Un giorno non so cosa o chi mi ha guidato a fare un'eco prendo
appuntamento presso l'istituto Fanfani, dove trovo una dottoressa bravissima. La mia eco alla dottoressa non piace, il nodulo ha margini non belli ... Eccolo la ...
Chiama subito il dottor Nori e lui risponde di mandarmi subito
il giorno dopo da lui, anche se non era giorno giusto per esame
ma dovevo andare subito a fare la biopsia ...
Biopsia fatta. La sua voce che mi sussurra. Tranquilla signora
aspettiamo istologico ma la metto già in lista per la risonanza
se poi è negativo annulliamo .... Ma lui il grande Dottore già
sapeva ....
Arriva il giorno della risposta dell'istologico e lui non era a lavoro, ero lo stesso giorno in cui avrei fatto la risonanza. Un
dottore grande e grosso ma così dolce impacciato nel dovermi
comunicare il risultato ... Poche parole...con lo sguardo nel
vuoto In un corridoio lungo come lo sarebbe stato il mio

cammino....Signora io non l'ho mai vista, ma le devo comunicare una cosa così delicata e mi dispiace ....ha un carcinoma infiltrante .... Venga le faccio la risonanza .

Credevo di morire durante la risonanza, rimanevo senza fiato e più volte avrei voluto premere quel pulsante e interrompere l'esame .

Da lì il lungo percorso sei mesi di chemio passati velocemente poi operazione poi ancora chemio, la radio insomma maggio 2015 finisco con le terapie a dicembre 2016 , mio figlio ha un solo anno ed è la mia forza.

La mia voglia di combattere è tanta. Non ho mai messo una parrucca non m'importava niente di niente ...

Sono stata tanto male ma guardavo mio figlio e tutto passava. Il mio fisico ed , il mio volto si erano trasformati . Le cure erano devastanti, ma io ero tranquilla, stavo rinascendo.

Poi incontro la nostra Cristina e la condivisione del male con altre donne fantastiche.

A me rimane solo questo ricordo e quello di tutti coloro che hanno fatto tanto per me,i dottori, infermieri del reparto di radioterapia di Careggi, i miei genitori, il mio compagno, e pure i datori di lavoro che non hanno mai creato nessun problema e sopratutto mio figlio ... La mia vera Forza.

Il cancro mi ha cambiata mi ha tolto tanto ma, mi ha anche regalato tanto...

Vedere la vita con occhi diversi!

Avere la voglia di vivere.

Nonostante ... Di Letizia

Quella parte della mia storia, iniziò in un caldo pomeriggio di agosto: una doccia, una scoperta. Non sarà nulla mi dicevo, e poi, ero in attesa di un pesante, pericoloso e salvifico intervento in endoscopia endocranica, una "cosa" che avrebbe potuto spegnermi in un attimo. No, non sarà nulla, non può che essere nulla quel "pallino" sul seno, e poi duole: passerà.

E non passava, ma passavano i giorni.

L'intervento che dovevo fare andò bene, rividi la luce, le morbide colline dalla mia finestra, il sorriso di mio figlio, e la speranza di vivere. Ma quel pallino, quel pallino stava lì...

Arrivò ottobre, e mi decisi a chiedere di fare una mammografia, da due anni in effetti non la facevo. "Signora ormai ha l'età per Prevenzione Serena, deve chiedere a loro", mi disse l'infermiera del mio medico di base, e mi diede un numero di telefono.

O.K., oggi telefono, domani, dopodomani, adesso è tardi e non rispondono più. Adesso devo lavorare, provo dopo...

Poi un giorno accadde una cosa strana: all'improvviso, non si sa ancora come mai, si ruppe un tubo dell'acqua, e dovetti rimanere in casa, tutto un pomeriggio, mentre l'idraulico lavorava... che faccio? Leggo? Dormire non posso... ma si, ne approfitto per quella famosa telefonata che (non ci penso mai) non riesco mai a fare in orario.

Presi appuntamento. Il pallino, quello, stava lì.

Il giorno prima, era domenica, ed avevamo organizzato di andare con amici sul nostro bel lago di Avigliana. Giornata splendida, di autunno, foglie multicolori in tutte le tonalità di rosso e bruno e giallo, tutti gli animali acquatici che giocavano con noi, con un sole che riscaldava l'anima. Tutti premurosi per la mia convalescenza. E tutti ignari, io per prima.

Quel luogo, non lo frequentavo da tanto tempo. Ho una foto lì, proprio lì in quel punto sulla riva del lago. E' quella di mio padre, che guarda lontano, come sapesse che da lì a poco ci avrebbe lasciato... ma ecco, un brivido, un attimo, mi sembra di vederlo! Un'ombra, vicino all'acqua, e mi sorride triste. . sarà suggestione, mi dissi, o sarà effetto della tante medicine..

Il giorno dopo, con una certa trepidazione, presi il mio bigliettino, rosa, con la lettera "P", e mi misi in attesa. Poco dopo mi chiamarono. Ed ecco. L'espressione del viso, il contenuto sussulto della radiologa... avverto, più che sentire, che impercettibilmente trattiene il respiro, e guarda e riguarda. "c'è qualcosa che non va?", mi sento dire. "signora... non posso dirle niente di preciso... credo si debba fare un esame più approfondito... vediamo se c'è il medico, perché è tardi.". In sala, attesa, forse il mio colore è grigio, vedo le altre che vanno via tranquille. E io? "Il medico non c'è, signora torni domani, ma mi raccomando, domattina torni, qui". Il gelo.

"Non si fasci la testa." mi disse il medico. Ecco, adesso sentirà un po' di fastidio. "CLAK".. "CLAK" "CLAK"..... Che strano il rumore che senti mentre fai l'ago aspirato. "Ecco, adesso le mettiamo il ghiaccio, dentro il reggiseno, mi raccomando, non usi questo braccio, le verrà forse un livido perché lei prende anti coagulanti...tra qualche giorno la chiameremo, le faremo sapere, stia tranquilla.".

E venne il giorno: una telefonata, mentre andavo al lavoro, ed io – incosciente - che dissi che avevo da fare "no, signora, venga che il medico le deve parlare". E mi parlò. Senza mezzi termini, ma con molta delicatezza, mi spiegò che sì, il risultato era positivo, voleva dire che era negativo, cioè che avevo un tumore ("carcinoma."), molto piccolo, preso all'inizio, "è stata fortunata ad accorgersene", ma mi doveva operare. Non è possibile, gli dissi, siete sicuri? Il suo silenzio, ed i suoi occhi, par-lavano chiaro. D'accordo, facciamo quello che va fatto... "tanto, di questo, non si muore subito".

Lo dissi, e lo ridirei, perché nel cuore e nella mente avevo l'esperienza passata da troppo poco tempo, del vedere la mor-te, veramente, camminarti accanto e stare al tuo passo... e ri-pensai a quell'ombra sull'acqua, quel sorriso triste, forse, un segnale.

Tornai a casa, non so come. Ero sola, e non potevo parlare con nessuno: mio marito a scuola, mio figlio... mio figlio... come dirglielo, e come lasciarlo... un pianto, profondo, mi liberò un pochino, e poi cominciai a cercare più informazioni. D'accordo, il tumore al seno è la malattia principale delle donne, ci saran-no informazioni sul web. Quello che lessi, mi fece piangere an-cor più, ma anche mi consolò: nuovi indici di sopravvivenza, nuove terapie...ma lessi anche del calvario che bisogna attra-versare, di terapie farmacologiche, di capelli perduti, di dolori, di nausee.

E poi, mi apparve il link ad un gruppo Facebook, chiuso, che aveva proprio il nome della mia ricerca su Internet. Da tempo, ero iscritta Facebook, per tanti motivi con un nickname, che ricordava un momento scolastico della mia trascorsa adole-scenza. Perché non provare? Mi iscrissi, e venni accolta subito, a braccia aperte, e cuori aperti. Trovai i miei stessi timori, ma anche tante speranza, e tante certezze, almeno in chi il tunnel l'aveva già attraversato. Trovai delle donne come me. Bastò poco, ma mi ridiede forza, nonostante tutto.

Quando mio marito giunse a casa, gli raccontai tutto, e non piansi di nuovo, se non quando parlammo di nostro figlio, e cosa e quando dirglielo. Mi abbracciò, e mi disse "ce la faremo anche stavolta, te la sei già vista brutta, questo cosa vuoi che sia, al confronto?". E sì, come avevo detto al chirurgo, di que-sto, non si muore subito.

E poi iniziò. Un mese di analisi, esami, preparazione all'intervento; la Breast Unit che mi coccolava e mi accoglieva ogni volta come un'amica; "spalle" su cui appoggiarsi, persone, anime belle. Poi, l'intervento. Il risveglio sotto quella luce cruda, l'infermiere che mi dice "tranquilla, il linfonodo sentinella è a posto" (dopo, invece, si scoprì che non era esattamente così, risultò micro infiltrato), il sollievo di non averlo più con me, il tumore, insieme a una bella fetta di seno (e il sollievo di scoprire, nel letto, che il resto c'era ancora, e che non c'erano drenaggi attaccati).

Convalescenza, ed attesa dell'istologico. Nel frattempo, un corso di cucina naturale, consigliato da un'amica conosciuta in ospedale, e mi si apre un mondo. Un mondo fatto di caffè senza zucchero (scoperta: molto più buono!) di curcuma, di funghi cinesi, orzo e verdure sane, del rimpianto commosso per carni rosse, uova e formaggi (cantavo la Traviata al supermercato, guardando il banco dei formaggi.. *addio del passato...*). Occhi nuovi, soprattutto, per guardare il mondo, non per pensare a come sarebbe senza di me – sorriso, amaro, andrebbe benissimo avanti lo stesso- ma per "vedere". Ecco, la vita. Da godere, ogni giorno, per ogni attimo, per ogni cosa bella e brutta, finché siamo qui. Non siamo comunque immortali, non ci saremo per sempre, e con una malattia grave te ne rendi *realmente* conto. Qualcosa possiamo farla, se si, adesso. Per noi stesse, per me, per mio figlio e i nostri figli, per le altre donne.. A proposito, già, c'è un mondo fatto di donne come me. Dai, incontriamoci. Una, due volte, ed altre. Bellezza. Dal "virtuale", siamo passate al reale, come ci conoscessimo da sempre e, con qualcuna, la scoperta di un'anima in sintonia, gemella più che sorella, l'amicizia, vera.

Il dopo:

Esami, controlli, paura, tutto bene: felicità è saltellare come una bimba nei corridoi dell'ospedale (l'ho fatto veramente).

71

Esami controlli, paura: dobbiamo approfondire. Terrore e gelo, e tristezza: non ho fatto abbastanza? Ho sbagliato? Dove? E i funghi cinesi, allora? Rimpianto. Anche un po' rabbia, del ricominciare da capo. No, lì, al seno, è tutto a posto. Bene, allora posso gridare "vittoria"?

No. C'è un altro tumore, primario, da un'altra parte. Non c'entra niente, non correlato, dicono. Ed è una fortuna (.) che sia venuto fuori, che sia stato scoperto, anche per mezzo degli accertamenti conseguenti al tumore al seno. E' lento, ma crudele, è potenzialmente invasivo, di altri organi, se non si tiene sotto controllo.

E sia. Curiamo anche questo.

E' curioso: ci sono "categorie", all'interno di chi ha avuto un tumore al seno: "triplette", "ormonali", e poi (doccia ghiacciata) le "metastatiche", ma anche per fortuna le "stabilizzate", o "guarite", speriamo. Ma non si parla mai di coloro che definirei "BIS" (o Tris, eccetera...) cioè di chi, oltre al tumore al seno, ha un altro tumore "maligno", indipendente, non correlato – o che l'attuale scienza non sa correlare – e, magari, raro, e, magari, senza "protocollo" di cura. Come il mio. Si impara a conviverci, a curarlo (anche con cure a pagamento, costose, in assenza di protocolli definiti) a lottare per la sua "stabilizzazione".

Sono passati cinque anni da quell'inspiegabile incidente domestico che mi "costrinse" a telefonare per prendere quell'appuntamento per la mammografia. Tra poco, saranno passati cinque anni anche da quello sguardo oltre il cielo, sull'acqua, e poi da quella gelida scoperta, e dalla luce che intravidi al fondo di questo cammino. Il cammino è ancora lungo, anzi, ormai so che non finisce, mai.

Per la strada, tanti sorrisi che ho conosciuto sono svaniti tra le stelle, ma tanti, ancor più, sono qui, luminosi da scaldare il cuore.

E, nonostante tutto, anch'io sono e voglio essere qui.

Marzo 1988 mamma, io e il mio primo incontro con il tumore al seno Di Daniela Mammini

Marzo 1988 il mio primo incontro con il tumore al seno, una domenica di felicità e serenità, una domenica come tante, arrivo a casa e vedo la mia mamma strana, seria e impaurita e senza guardarmi negli occhi mi parla di quella macchia strana macchia scura spugnosa proprio sotto l'attaccatura del seno destro, vista riflessa nello specchio dopo la doccia; quel suo bel seno che stava su senza reggiseno, quel seno che ho sempre invidiato. Accompagnata da mio cugino infermiere, era già stata in ospedale, già decisa data operazione, e così iniziano le mie prime conoscenze con le parole mastectomia, istologico, chemioterapia, radioterapia, ormonale, pasticca.

Passano quattro anni di ansie e paure allietati dalla nascita di mia figlia Elena, che aiuta un po' a superare momenti difficili, la mia mamma si gode la nipotina, ma il peggioramento non tarda ad arrivare fino a quel 3 giugno 1992. Da quel giorno scioccata ho il rifiuto dei miei controlli ginecologi che facevo periodicamente e con tranquillità; impaurita, mi allontano da tutto quello che era inerente al tumore al seno. Poi un giorno convinta e accompagnata dalla mia amica ginecologa riprendo i miei controlli periodici annuali, facendo anche autopalpazione, inizio fino a essere persino considerata fissata; ogni anno ecografia e mammografia. Gennaio 2012 i soliti controlli e poi a seguire la mia sempre autopalpazione, e tutto procede bene; poi il 28 dicembre 2012, in piena atmosfera festosa delle feste natalizie, in attesa del nuovo anno; dopo la solita doccia sento il mio pallino al seno destro, al destro come la mamma; ed ecco il film, un film già visto, che mi passa davanti agli occhi e nella mia mente; a stento sorreggendomi sulle gambe sveglio

Mauro mio marito, dicendogli solo che è arrivato quello che ho sempre temuto, lui cerca di minimizzare dicendo, che come il solito è la mia fissazione. E invece così inizia la mia storia, il primo incontro con chirurgo senologo Francesconi Duilio, e poi semplicemente Duilio, il quale mi anticipa di una sicura operazione: agoaspirato, mastectomia ed espansore; espansore??? un palloncino da inserire nel seno e da gonfiare periodicamente, e così mi rendo conto, che la medicina è andata avanti dall'epoca della mamma; lei metteva una protesi di silicone nel reggiseno; e via...in poco tempo mi trovo in sala operatoria; man mano che vado avanti in questo percorso, mi sembra di essere in un tunnel a senso unico, divento come un automa, che fa solamente quello che mi dicono i medici, senza interessarmi di quello che con precisione avrei dovuto affrontare. In una seduta di gonfiaggio espansore, ironicamente la chiamavo così arriva il risultato istologico; Duilio con tutta tranquillità mi dice: Mammini devi fare Chemioterapia e Herceptin, vedrai tutto tornerà come prima, ma per circa un anno devi dedicarti esclusivamente alla tua salute con grinta, cercando di essere il più tranquilla possibile... facile a dirsi! dapprima rimango impietrita, poi penso alla mamma e a tutti quegli effetti collaterali, che non ho mai dimenticato, e la mia reazione è drammatica, poi con l'aiuto di Duilio riesco a riflettere e ad accettare tutto. Iniziano i controlli per affrontare la chemioterapia, ed ecco un altro stop, all'inizio mi parlano di una piccola lesione nella parte superiore del rene sinistro e poi ancora la parola "neoplasia", il chirurgo mi anticipa che non avrò bisogno di fare terapie, ma c'è un altro pallino e va tolto; dopo soli ventotto giorni ancora sala operatoria, ancora momenti difficili, post operazione non riuscivo a camminare, mangiare, il taglio sul fianco non mi faceva riprendere, mi aveva debilitata più della mastectomia, piano piano e con tanta forza riesco a riprendermi con la cognizione di aver capito che quel tumore al seno forse mi poteva aver salvato la vita... in un certo senso. E così inizio le mie terapie, sono tranquilla, non ho sintomi, vado a lavorare, ma i capelli! Parrucca!!! e poi va bè i capelli ricrescono, dopo due anni altro passaggio in sala operatoria per sostituzione espansore con la protesi e così passano 5 anni, adesso sì che sembrano essere passati veloci. Quest'anno ho fatto test genetico con risultato negativo, felicità immensa non solo per me, ma soprattutto per mia figlia.

Durante il mio percorso con gli altri restavo in silenzio, chiusa in me stessa, senza raccontare a nessuno cosa mi stava succedendo, nessuno sapeva cosa stavo passando, né parenti, né amici, silenzio assoluto, guai a chi lo sapeva, non volevo sentirmi chiedere come stavo, poi senza nemmeno accorgermene mi sono trovata in un gruppo di donne in rosa, donne guerriere come me, iniziando così a condividere con loro incontri, sorrisi e amicizia.

In tutta questa mia storia e anche con l'aiuto della mia amica del cuore, mi sono resa conto di essere un'altra Daniela; le ansie e le paure rimangono, una patologia senza cura, ma sento che la mia vita è stata divisa in due e adesso vedo tutto in maniera diversa e la vivo in maniera diversa, meno timida e più sorridente.

Sinceramente senza la mia mamma credevo da figlia unica di non essere capace di affrontare tutto quello che concerne la mia malattia, anche se mi sono accorta di averla avuta vicina come guida in alcuni fatti della mia vita; per questo voglio ringraziare le mie due mamme celesti: mamma Diva e la mia Madonnina di Lourdes, accanto a loro voglio pensare Claudia, sempre nel mio cuore e nella mia mente, tutti i giorni la sento e mi dice...Dany tranquilla sto' benino; ringrazio la mia famiglia: mia figlia Elena e mio marito Mauro una persona speciale che mi ha sempre incoraggiato con tanto amore.

La mia vacanza in ospedale di Nadia Mazzucco

Come tutti gli anni, andavo a fare il solito controllo al seno, anno 2000! Solo che questa volta, vado preoccupata facendomi la doccia, mi sono sentita un nodulo grosso al seno destro! Panico, ma dopo una settimana avevo appunto, come dicevo l'esame. Per non perdere giornate dal lavoro abitando a Pavia e lavorando a Milano, chiedevo un paio d'ore, le mie colleghe mi dissero di andare nelle sedi distaccate dell'Istituto tumori i quali erano molto veloci e così feci!

2001. Mattino dell'esame con grande ansia, vado all'appuntamento e, quando è il mio turno, entro, dico al radiologo che mi sono trovata un nodulo...... signora tranquilla facciamo l'indagine. Referto tutto negativo, stia tranquilla è solo una cisti di grasso lo sa vero che il suo seno è fibromatoso e molto grasso!

Me ne sono andata a lavorare. Tranquilla? Sì certo, mi hanno fatto la mammografia......perché dovevo preoccuparmi, continuavo a toccarlo, ma con fiducia del radiologo vado avanti e mi tengo "in caldo" la mia cisti che a me sembra diventare sempre più grande e intanto passa un anno per fare di nuovo il controllo!

2002. Questa volta, litigando con la direttrice del mio ufficio chiedo un giorno di permesso. Così mi reco in senologia al Policlinico San Matteo di Pavia, dove avevo prenotato la mammografia. Mi visitano, dopo aver fatto l'esame, vedo, che il medico fa una faccia che non mi piace.... mi dice di attendere che facciamo anche un'ecografia! Intanto che mi fa ecografia, solite domande, quanto tempo che non fa controlli, quanto tempo che sente questo nodulo etc. etc.

Passa una mezz'ora per me d'inferno, mi chiama e mi dice Signora mi dispiace ma deve rivolgersi a un buon chirurgo non va assolutamente bene!

Usciti, con mio marito, tremavo come una foglia, piangevo, mi vedevo già "morta" e, non sapevo a chi rivolgermi! Ritornata a casa, ero come in una nuvola, pensavo perché se nella mia famiglia non c'è nessuno! Dicevo già a mio marito di educare bene nostro figlio, poi dirlo ai miei genitori......

La mattina dopo andando in paese, incontro in negozio una mia amica (che lavora in sala operatoria) vedendomi molto turbata (non avevo dormito nulla) mi chiese cosa succedesse e le spiegai che dovevo trovare un chirurgo per questo problema, (tenendo conto che nell'anno 2002 non c'erano Breast Unit o un reparto appunto di senologia come ci sono ora) mi disse di stare tranquilla che chiamava la caposala dell'ospedale dove facevano queste operazioni e mi avrebbe detto!

Così fu! Nome del chirurgo, appuntamento!

Eravamo nel mese di giugno e, avevo prenotato le vacanze in Croazia che non facevo da anni con mio marito!

Colloquio: signora subito biopsia, non voglio essere pessimista, ma non mi piace, tra l'altro c'è n'è uno di dimensioni inferiori al seno sinistro che mi preoccupa di più di quello destro!

Dopo due giorni sala operatoria, esame istologico e poi casa! Il mio umore era a terra! Ero sola! Certo con la mia famiglia ma sola senza potermi confrontare con nessuno!

Fine luglio mi chiamano per ritiro referto e colloquio con il chirurgo! Signora mi dispiace, ha avuto un angelo che l'ha protetta per il carcinoma al seno destro, molto grande, ed era inglobato dentro una ciste, dovevano andare più a fondo, è stata fortunata, e il secondo al seno sinistro, più piccolo ma più "bastardo" proprio così mi disse il professore!

Ok! Non voglio fare un poema per non stancarvi troppo!

Mi disse che potevo andare in ferie e, avremmo tolto tutto a fine settembre, ma non volli sentire nulla e così il 2 agosto 2002 gli intrusi furono tolti! Operazione tutto ok, in attesa di vedere le cure che avrei dovuto fare.

Primi di ottobre inizio la terapia: chemioterapia, radioterapia e pasticca per cinque anni.

Devo dire che per me è stata dura, finita la chemioterapia, andavo a casa e stavo male per 2/3 giorni, non facevo in tempo a rimettermi che dovevo iniziare l'altra seduta, ero sfinita, il medico mi diceva di stare a casa, ma facevo la chemioterapia di giovedì per poi poter tornare al lavoro il lunedì così perdevo solo due giorni di lavoro, cosa che se dovessi tornare indietro non farei mai più!

Ero giù di morale, non avevo nessuno!

Mentre ora vedo che con tutti questi gruppi, c'è un confronto, si ride, della perdita di capelli, sulle vampate, si chiedono consigli per la nausea, ma io no!

Dopo questi anni d'inferno oltre al lato emotivo, ho avuto anche problemi sul lavoro, piano piano mi hanno tolto le mie mansioni, prima mi portavano in braccio, dopo che ho avuto questo problema, mi hanno isolato, per andare in ufficio (mi dovevo alzare alle 6) prendevo l'ansiolitico e non vedevo l'ora di uscire, ma non solo il capo ma anche le mie colleghe e, così è arrivata la depressione tremenda!

Mio marito non ha potuto più vedermi così, mi mancavano due anni alla pensione, ma mi sono licenziata!

Dopo tutti questi anni, sto bene! Ho riacquistato la mia serenità e la mia voglia di vivere anche delle piccole cose, di non correre più come facevo prima, di prendere la giornata con tranquillità e godermi il tutto. Mi sono riavvicinata alla passione di lavorare all'uncinetto e maglia che avevo accantonato, e soprattutto a fare la nonna e, sono contenta di aver trovato in questo gruppo e in un altro delle persone anzi AMICHE, alcune conosciute altre ancora no, a cui voglio bene. Amiche che stanno ancora combattendo, o che hanno appena iniziato il loro percorso, ma che hanno un coraggio e una gioia di vivere che ammiro! Tutte le mattine mi alzo e le leggo, non commento sempre perché sono abbastanza riservata, no, non è la parola giusta, timida e, siccome ho avuto brutta esperienza in un altro gruppo dove se non parlavo non facevo parte del gruppo, quando ho parlato mi hanno sbattuto fuori preferisco leggere e volervi bene!

Dal buio alla luce di Flavia Menicucci

(La mia luce si chiama Giulio)

A Gennaio 2016, proprio quando io e mio marito avevamo deciso di allargare la famiglia – eravamo sposati da poco più di due anni e mezzo – e quindi avevo smesso da poco la pillola, mi fu diagnosticato un tumore al seno. Avevo trentatré anni compiuti da un mese. Ricordo ancora quando quel giorno, a Dicembre 2015, la vigilia del mio compleanno, mi toccai il seno sinistro e sentii quel maledetto *pallino.* Speravo che fosse una ciste, o comunque qualcosa di benigno ma purtroppo non fu così. Mi cascò il mondo addosso ed ero disperata non solo perché mi fu diagnosticata una malattia terribile che se non è presa in tempo uccide, ma dovevo anche rimandare il sogno più grande della mia vita: quello di diventare mamma. O forse chissà. Forse avrei dovuto anche dare definitivamente l'addio a questo sogno. Così, per me cominciò un lungo percorso.

Prima di cominciare la chemioterapia feci una cosa che per me era molto importante: preservai la mia fertilità e – all'Ospedale Santa Chiara di Pisa – congelai ben sedici ovociti, che avrei utilizzato nel caso in cui, una volta guarita, non fossi riuscita a rimanere incinta in maniera naturale. Poi, a Marzo del 2016, cominciai la chemioterapia e, dopo la seconda seduta, cominciai a perdere i capelli. Sapevo che sarebbe successo ma per me fu comunque uno shock. Così, mi feci rasare i capelli da mia cognata – che è parrucchiera – e cominciai a indossare la parrucca. Durante il periodo della terapia ho sempre lavorato, rimanevo a casa solo quando non mi sentivo bene e devo dire che sono felice di averlo fatto, perché lavorare, mi aiutava a non pensare a quello che mi stava accadendo e poi tengo molto al mio lavoro e volevo continuare a farlo, bene, senza farmi mettere i bastoni tra le ruote dal cancro. Volevo solo continuare la mia vita di sempre. Terminai le terapie a Luglio 2016 e, quando cominciai a vedere che i miei capelli stavano ricrescendo fu bellissimo!

Nel frattempo avevo anche saputo di avere la mutazione Brca1 pertanto mi consigliarono di togliere quanto prima anche l'altro seno – quello considerato *sano* – e le ovaie dopo i quaranta anni, dopo aver avuto i figli. Il giorno 8 settembre 2016 fui operata, mastectomia e mi misero un espansore. Era il giorno del compleanno del mio babbo quindi ragione di più che doveva andare tutto bene e così fu. Nei mesi successivi sollecitavo spesso il reparto affinché mi operassero per fare mastectomia anche all'altro seno e riuscii a farmi operare a Marzo 2017 – durante lo stesso intervento tolsero l'espansore dall'altro seno per inserire la protesi definitiva. Fu una fortuna riuscire a essere operata dopo pochi mesi perché purtroppo, dall'istologico relativo al seno che consideravamo *sano,* venne fuori che stava nascendo un nuovo tumore, un maledetto nuovo tumore, che era talmente piccolo, da non essere visibile dall'ecografia. Sarebbe cresciuto e anche molto velocemente. Io sono stata più furba di lui e, dopo quell'intervento, posso dire di aver vinto questa dura battaglia! E non ci fu bisogno di fare altre terapie. Ero libera!Però mancava sempre qualcosa nella mia vita...

Quando in oncologia mi dettero l'autorizzazione per cercare una gravidanza, rimasi incinta subito ma, purtroppo, intorno alla settima settimana persi il mio bambino e fu un dolore incredibile. Quando mi ripresi – e aspettai qualche mese, visto che inizialmente non ero ancora pronta - rimasi incinta del mio Giulio! L'amore della mia vita! E ci rimasi in maniera naturale, senza bisogno di ricorrere alla fecondazione assistita. La gravidanza fu perfetta fino al sesto mese ma...proprio sul più bello, a causa di un'infezione asintomatica, cominciai ad avere le contrazioni e, il 12 Luglio 2018, mio figlio nacque... purtroppo troppo presto e quindi prematuro... gravemente prematuro.

Da quel giorno, siamo entrati nel grande e triste mondo della prematurità, un mondo che non avrei mai immaginato di conoscere, un mondo pieno di dolore, di terrore, di paura di perdere il proprio figlio da un momento all'altro. Abbiamo passato dei mesi in tin – terapia intensiva neonatale – e ci siamo tutt'ora! Il momento del parto doveva essere il più bello della nostra vita e invece è stato il peggiore! Ogni giorno, per tanto tempo, ci siamo sentiti dire dai medici che il nostro Giulio non l'avrebbe fatta, che non sarebbe arrivato al giorno dopo, che era in condizioni gravi a causa della sua prematurità. Ci consigliavano solo di pregare Dio e di sperare. Infatti, si fece battezzare subito. Ogni giorno piangevo, urlavo, mi disperavo e dicevo che se mio figlio se ne fosse andato, io lo avrei seguito perché la mia vita non avrebbe avuto senso senza di lui. Lui era sano e per colpa della maledetta prematurità si era ritrovato in quella situazione, con mille problemi e doveva lottare ogni giorno contro la morte! Molte volte mi è mancata la forza di andare avanti, volevo mollare tutto, farla finita! Mio figlio era lì, dentro un'incubatrice, non stava mollando, era appena 590 grammi ma combatteva! Ed io non potevo mollare! Dovevo lottare insieme a lui e a mio marito, noi tre insieme! Poi, una triste mattina di Agosto, mio suocero se ne andò – era malato di tumore, con metastasi e purtroppo non ci fu niente da fare per salvarlo – ma da quel momento Giulio ha cominciato a stare meglio e sicuramente suo nonno gli ha ceduto il posto, l'ha protetto e continua a farlo ogni giorno.

Sono cambiate molte cose da quel giorno: oggi ci troviamo al Meyer di Firenze – perché Giulio doveva essere operato per vari problemi e a Pisa, non era possibile – ma in poco tempo è riuscito a superare tutto, ha stupito i medici e a oggi è in gran forma! Sono quasi cinque mesi che siamo in tin ma due giorni fa, il Primario mi ha detto le parole che speravo di sentire e sognavo da tanto tempo: che mio figlio è una forza della natura, un vero campione e che tra non molto, salvo imprevisti, sarà pronto per andare a casa! In quel momento sono rinata! L'incubo sta per finire e ancora non ci credo! Ormai siamo arrivati a circa 2.500 gr e presto andremo a casa! Un sogno! Il percorso che ci aspetterà dopo sarà lungo e faticoso, prevede una lunga riabilitazione ma non importa, mio figlio è vivo, ha lottato per rimanere con noi e niente e nessuno potrà mai dividerci!

Da questa bruttissima esperienza ho imparato tanto. Dopo la mia malattia pensavo di aver toccato il fondo, che peggio non potesse accadere, ma, non c'è mai limite al peggio. Sicuramente, vedere morire un figlio sarebbe stato più terribile della mia malattia. Non so come ho fatto ad affrontare tutto questo, mi stupisco di me stessa ma devo dire che è tutto merito del mio Giulio. E' vero, io sono stata forte, ho lottato e ho sconfitto un tumore e forse un po' della mia forza l'ho trasmessa a lui. Non è niente in confronto a ciò che lui ha insegnato a noi. Lui ha dimostrato di essere un bimbo tosto, di una forza incredibile e quel meraviglioso cucciolo che alla nascita stava in una mano ed era attaccato a un tubo per respirare perché i suoi polmoni non erano ancora formati, ci ha insegnato che la vita è tutta una lotta! Che non bisogna mollare mai! E se io oggi sono diventata una persona migliore e ancora più forte lo devo a lui, a mio figlio, il mio arcobaleno!

Grazie Giulio, amore mio, per tutto quello che mi hai insegnato! Sei la cosa più bella che mi potesse capitare! Tu non sei capitato per caso, ti abbiamo voluto! Desiderato! E spero un giorno di poterti spiegare tutto, di raccontarti quanto sei stato forte e dirti che aver firmato tutti quei brutti figli concernenti gli interventi, all'anestesia, ai vari rischi ecc. è stato traumatico per noi ma lo abbiamo fatto per il tuo bene! Affinché la tua vita possa essere bellissima, serena e piena di salute. E senza tutti questi interventi, non sarebbe stato possibile.

Ti amo vita mia

La tua mamma

Si può e si deve vivere. Sono una dragonette di Micaela Musso

Maggio 2014 esco per portare mio figlio a fare guide, per prendere la patente, ma mi trovo stesa in mezzo alla strada.

Dal ricovero in ospedale trovano un tumore all'ipofisi, che è appoggiato al chiasma ottico, rischio di perdere la vista.

Il 7 settembre entro in ospedale e sono operata per via trans nasale da un neurochirurgo bravissimo.

Pensavo di aver superato una delle prove più difficili della mia vita, ma non immaginavo che qualche mese dopo facendomi la doccia, trovavo un intruso nel seno destro di ben 3cm, siamo sotto Natale, forse spero che questa cosa sparisca, che non sia nulla, aspetto l'Epifania e ne parlo con mio marito.

Nel giro di pochi giorni mammografia, ecografia e da lì sono sulle montagne russe, biopsia ed esito: Carcinoma duttale infiltrante G3 che in poche giorni è già 4cm.

Prendo contatto un'amica che lavora alle Molinette di Torino e, vengo indirizzata alla Brest Unit, di lì decido per un intervento in clinica (non ce la posso fare ad aspettare la chiamata) ho bisogno di togliere subito la bestiaccia.

Sono operata ai primi di marzo e dopo poco più di un mese, inizio la chemioterapia, che durerà fino a settembre.

Nel frattempo un'amica m'invita a fare un corso di cucina naturale e qui conosciamo un gruppo di donne, con cui decidiamo di partecipare ad un corso di tango argentino e musicoterapia bellissimo.

A questo corso conosco una persona fantastica, che purtroppo mi ha lasciato quest'anno, che m'invita a partecipare al gruppo delle Dragonette, inizio a pagaiare sul lago di Avigliana due volte a settimana, e conosco delle donne fantastiche, con cui ho partecipato a eventi spettacolari: Festival a Vienna sul Danubio, Mondiale a Firenze sull'Arno con 4000 donne da tutto il mondo, ecc. ma soprattutto condivido tutto: la paura dei controlli e la felicità degli esiti.

Il ritorno della malattia in una compagna è supportato da tutte e, la portiamo in barca con noi appena riesce e invece di pagaiare, si mette al tamburo, perché siamo tutte sulla stessa barca non solo metaforicamente, ma anche fisicamente.

Nel frattempo non so come entro in contatto con un gruppo di Facebook, che si chiama Tumore al seno e conosco prima virtualmente e poi realmente amiche altrettanto fantastiche, con cui organizziamo raduni, ma soprattutto mi lascio trascinare a scrivere (io di istruzione scientifica), e partecipo per ben due volte al concorso Donna sopra le righe di Chianciano.

Il percorso è stato duro, lungo e tempestoso, ma come mi disse uno dei miei fratelli, la chemioterapia è come una scalata, quando raggiungi la vetta, sei stanca, ma felice di avercela fatta, e ti aspetta una lunga discesa verso la ripresa della tua vita, che non sarà mai come quella precedente, sicuramente diversa ma non per questo degna di essere vissuta fino in fondo.

Quest'estate ho partecipato a un progetto di barca a vela a Caprera, è stata durissima, vivere all'essenziale, in un Tukul con i bagni in comune e i cinghiali che ci giravano interno, tutto il giorno al corso di vela e poi di corsa a fare psicoterapia di gruppo, però ho conosciuto donne come noi fantastiche, tutte con la voglia di ripartire, e in questi giorni stiamo anche noi organizzando di rivederci, perché il legame che si forma tra chi ha vissuto queste esperienze è fortissimo.

Durante il mio percorso ho conosciuto donne fantastiche, che mi hanno trasmesso tanta forza, ricordo soprattutto cosa mi disse Mimma, che molte di noi abbiamo conosciuto personalmente, che diceva che la malattia non deve esserci arrivata invano; dobbiamo fare qualcosa, per chi sta vivendo questa esperienza, dobbiamo lavorare, perché ci sia sempre più cultura della prevenzione (scoprirlo presto è l'unica possibilità che abbiamo, ma soprattutto trasmettere un messaggio che anche dopo il cancro:

SI PUO' E SI DEVE VIVERE.

Un fiume in piena di Barbara Nardelli

IL primo approccio col cancro lo ebbi da giovanissima, quando un ginecologo, palpandomi il seno, mi suggerì di approfondire l'esame perché "c'era qualcosa". Non gli diedi retta e, dopo dieci anni, ecco affiorare dalla pelle del seno destro una nocciolina … Lo guardavo, senza mai pensare alla possibilità di un tumore. Tuttavia dimagrivo, dimagrivo tanto, ma attribuivo tutto alla bicicletta e ai problemi di cuore per i quali, allora, soffrivo. Avevo una storia con un uomo che, purtroppo, scoprii disonesto. Ero giovane, bella e corteggiata, amavo apparire, essere guardata. Era il 2005, e quell'uomo asseriva di volermi sposare … Peccato che, tempo dopo, ne abbia sposata un'altra … Intanto nel 2007 ecco la notizia delle mie cellule cattive. Eppure, in quel momento non pensavo per niente alla morte, quasi la mia giovane età facesse da scudo alla consapevolezza. Ora, a quarantasette anni, posso dire di sapere. Iniziò la solita trafila: esami, ago aspirato. La notizia mi arrivò mentre noleggiavo un film da Blockbuster, quel giorno di dodici anni fa: mi chiamò mia sorella in lacrime per dirmi che avevo il cancro. Lasciai le cassette, tornai a casa. I miei genitori erano disperati, mio fratello e mia sorella piangevano ed io … Io ero confusa, ma niente affatto spaventata. Mi praticarono la mastectomia radicale. Ho ancora il ricordo del giorno seguente, l'intervento: io con i capelli lunghi, la mia sigaretta, la mia bellezza e la mia giovinezza chiuse in una stanza d'ospedale, il mio giubbino giallo. La prima reazione forte e disperata la ebbi proprio quando mi dissero che avrei perso i capelli in seguito alle cure chemioterapiche. L'assenza del seno non mi angosciava quanto la perdita dei capelli e quanto il dolore che vedevo negli occhi dei miei cari. 4 chemio rosse, poi cura ormonale per cinque anni. Si dice che dal cancro si sia fuori se si superano i cinque anni. No!

Il cancro può essere curato, ma dal cancro non si guarisce! Alla fine dell'inverno del 2015 mi sentivo stanca, stranamente stanca. Eppure avevo terminato le cure, avevo ripreso la mia forma fisica appesantita dalle terapie. Vomitavo, avevo vertigini. Pensai subito al mostro, mi dissi: "Eccolo, è tornato". Conoscevo la storia di tante ragazze che non si erano liberate dal cancro, la storia di tante che non ce la avevano fatta, sapevo che il cancro può tornare e colpire punti precisi del nostro corpo. In quel momento capii con che cosa avevo a che fare, soprattutto nel momento in cui seppi della metastasi al cervelletto. Era ciò che temevo e ciò che temevo si era appena manifestato. Ricordo il trasferimento da Riccione a Cesena, ricordo anche la cordialità dei medici che si prendevano cura di me, che anzi era rimpicciolito la massa. Tuttavia, dovevo operarmi. Ero spaventata! I rischi erano tanti: afasia, sedia a rotelle, il rischio persino di non uscire viva dall'intervento. Non avevo scelta e accettai i rischi. Fui operata dopo una sola settimana di craniectomia (ho un bel taglietto dietro la testa). Reagii bene da subito, nonostante la settimana di ricovero. Tornai a casa che sembravo una porchetta col mio taglio a S dalla nuca all'orecchio! Torno un attimo indietro per precisare che più volte, in otto anni, avevo chiesto ai medici dell'ospedale di Cattolica di controllare la testa, ma invano: sostenevano che non ce ne fosse bisogno. Era chiaro che, adesso, non avrei più avuto fiducia in loro. Il mostro mi aveva colpito là, dove si annidavano i miei timori e quel mostro è la cosa di cui sento di dover parlare. Il seno? Non mi tocca più di tanto, ma la testa...! Insomma, da Cattolica decido di farmi curare all'IRST di Forlì, dove sono tuttora in cura. Fui inserita in quel percorso e ancora adesso, ogni quattro mesi, faccio controlli. Mi toccano anche 5 "contrasti" l'anno, di cui tre in risonanza magnetica all'encefalo, due PET e uno almeno per il fegato e per il seno, come da protocollo. Quando spuntarono le masse nel torace, io per prima volevo mi operassero per eliminare tutto, per liberarmi anche di quelle, perché io paura non ne avevo. Ciononostante, il medico mi disse che, avendo io già subìto un intervento serio, non era il caso che mi aprisse anche lì. Dal 2015 ho ricominciato la cura ormonale completa di pasticca ed enantone. Da gennaio sono a stretto controllo per via di un nodulo nella catena mammaria: mi sarei anche rotta le scatole di vivere per ospedali. Faccio tante di quelle visite! Termino una visita e me ne vengono prenotate altre. La mia vita per adesso è piena di limiti, anche se spesso mi concedo una birretta e qualche altro strappo. Fortunatamente l'ultima RM alla testa è pulita. Intanto, nel 2009 ho perso mio padre, colonna ed essenza della mia vita anche adesso che non c'è più. Lui mi dava forza, compensando la fragilità di mia madre. Nonostante tutto, ciò che più mi addolora e preoccupa non è la mia morte, né la sofferenza che ho vissuto e che ancora fa capolino nella mia vita, ciò che più rifiuto è dare dolore alla mia famiglia. Il cancro non mi fa alcuna, dico alcuna paura! Il cancro mi troverà guerriera accanita, sempre, anche perché a settanta anni ci voglio arrivare ed io ci arriverò. Avanti tutta, io sono un fiume in piena! Sono arrivata nel 2018 come un fiume in piena, capace di travolgere tutto il fango che il cancro ha cercato di gettarmi addosso, rinascendo da me stessa, limpida, pulita, forte d'ironia inossidabile, bella come sono sempre stata, ma anche di più perché ricca di una consapevolezza e di una tempra, tutte nuove, che sembrano, essermi state affidate dall'Universo e da tutti gli angeli del cielo.

Sorridere nonostante tutto di Rossella Paolieri

22 maggio 2014, il nostro Anniversario di matrimonio e compleanno di Adriano sessanta anni.

Si, ci siamo sposati il giorno del suo compleanno !Quella mattina mi avevano fissato l'appuntamento per la mammografia, ero leggermente in ansia, ma già pensavo al nostro festeggiamento in famiglia.

Andai da sola in Maternità a Careggi, come sempre, la dottoressa vide subito la lesione, (lesione? Che roba era?); poi la vidi piuttosto seria, mi disse di tornare presto la mattina successiva, mi avrebbe fatto l'ago aspirato, poi biopsia... oh mio Dio, come???

Questa cosa l'avevano fatta qualche anno prima alla tiroide di mia figlia, poi asportata per un carcinoma maligno a ventisette anni.

Mi cascò il mondo, tornai a casa, niente festeggiamenti, potete immaginare!

Andai da sola a ritirare il risultato: carcinoma maligno infiltrante. Mentre la dottoressa mi porgeva quel foglio con quella scritta funesta e, mi diceva qualcosa che sentivo a tratti, mi cascò il mondo addosso, ero sola... sola! con quel macigno che mi stava schiacciando!

Mi mandarono direttamente al Cord, a prendere appuntamento con la chirurga, alla quale già aveva telefonato la dottoressa dalla Maternità, non vi dico le lacrime, che mi offuscavano la vista, non vedevo neanche dove mettevo i piedi!

Poi a casa... quanti pianti!

Sembrava che la cosa fosse contenuta, la chirurga mi disse che avrebbe fatto una quadrantectomia, invece la risonanza ultimo esame preoperatorio, evidenziò molti noduli satelliti, la lesione era troppo vasta, quindi mastectomia sinistra e forse anche svuotamento ascellare; e così è stato: 23 linfonodi asportati di cui 16 colpiti!

Intervento e post operatorio impegnativo e doloroso, quei drenaggi noiosi che mi hanno tenuto per parecchi giorni, la mia famiglia, mi è rimasta, sempre vicina!

Adriano mi ha sostenuta e aiutata tanto, le mie figlie, sempre presenti! Ancora non sapevo a cosa sarei andata incontro, quale terapia mi sarebbe toccata; ebbene, sì ho vinto: "Il pacco completo"!

Sei mesi di chemio che mi ha regalato tutti gli effetti collaterali... tutti! Se non c'erano i volontari dell'ATT, che venivano a farmi le flebo a casa, io non avrei retto! La chemio è stata devastante!

Poi è stata la volta della Radioterapia con ustioni e medicazioni dolorose, ma è passata anche quella!

Pian piano mi sono risollevata, dopo un anno e mezzo mi hanno fatto la ricostruzione, mi avevano inserito l'espansore, ed ero felice, pensavo di essere a fine percorso, quel 22 dicembre 2015 dimessa pensai che quel Natale sarebbe stato proprio bello anche se con fasciature e punti.

Passano due mesi... febbraio 2016, a un tratto tanto dolore al seno ricostruito, arrossato, perdite giallastre dalla sutura che ancora aveva delle parti non completamente cicatrizzate; per farla breve, sono stata ricoverata venti giorni con una setticemia importante, sei flebo al giorno di antibiotici forti, mi era entrato lo stafilococco aurum, e si era annidato sotto la protesi!

Mi facevano medicazioni e "strizzature" dolorosissime da svenire, non avevo più energie, ero debolissima e poi con una febbre oltre quaranta; i chirurghi decisero urgentemente di portarmi in sala operatoria a togliere la protesi e ripulire dall'infezione, stavo malissimo e, giuro, ho pregato il Signore di farmi addormentare e non svegliarmi più.

Ho avuto bisogno di tempo per riprendermi da questa brutta esperienza, il chirurgo durante le visite di controllo, ha continuato a cercare di convincermi di rifare nuovamente la ricostruzione, tagliando il muscolo gran dorsale: " no... dottore ba-

sta, sono stanca, sto senza poppa, pazienza... ho sofferto troppo, rischiando seriamente la vita.

Voglio vivere, questo è quello che conta!

Poi ... altri due interventi per scollare le aderenze, che si for-
mavano dopo aver tolto la protesi: la pelle si era attacca alle
costole e a volte era difficile e noioso anche fare un respiro più
profondo, uno starnuto.

Faccio i miei controlli semestrali e sono seguita dall'oncologa
puntualmente; nel frattempo mi è venuto un infarto osseo al
femore, ginocchio e tibia; la terapia ormonale ha i suoi effetti
collaterali,ma ancora dovrò assumerla: la benedetta pasticca,
per molti anni!

Sono stati quattro anni intensi, sono entrata in un ciclone, che
ha rivoluzionato la mia vita, ma ho anche imparato ad apprezzare le piccole cose, che "prima" mi parevano scontate, banali.

Ho la Fede che mi sostiene nei momenti più bui, una Famiglia
meravigliosa in cui circola Amore, linfa vitale! Ho conosciuto
un gruppo di Donne con la " D " maiuscola, che siete tutte voi!

E poi... e poi... sei mesi fa il dono più bello: sono diventata
nonna! Dopo tanti anni che lo attendevamo! Un Amore immenso che mi ripaga di tutto!

Quindi, cerchiamo di essere positive, perché la Vita ci può ri-
servare belle sorprese nonostante tutto. Si la vita è bella !

Ho cercato di nascondere le mie paure

Di Ida Rossi

E' così difficile parlare di sé ...! Eppure sento di voler ringraziare per questa possibilità: sono una donna già corazzata dalla vita, ma raccontarmi pare serva a ridisegnarmi, ripassarmi con un pennarello ben marcato. Sono stata segnata dalla nascita da problemi seri, che ho affrontato sempre abbastanza serenamente con la mia mamma sempre al mio fianco. Mi sono sposata, anche se certe persone non se lo sarebbero aspettato, non avrebbero scommesso sul mio matrimonio, eppure ho un marito e due figli che amo più della mia vita. A quarantotto anni sono andata in menopausa e, com'è spesso consigliato alle donne che hanno superato i quaranta, ho fatto uno screening. E, purtroppo, in quell'occasione posso dire che la mia vita sia cambiata, lì è stata scombussolata la mia serenità, lì è saltato il mio equilibrio, soprattutto quello dei miei figli. Ho cercato di nascondere le mie paure tra infinite difficoltà, per non pesare sulla serenità dei miei cari, per infondere loro quella fiducia nella quale io stessa a stento credevo. Un giorno, tramite un'amica infermiera ho incontrato lo staff della Breast Unit, della quale facevano parte medici oncologi meravigliosi che sono riusciti a tranquillizzare persino me, terrorizzata. Dotati di un'umanità incredibile, mi dissero che bisognava iniziare subito chemioterapia neo adiuvante, poiché il k era troppo grosso e molto aggressivo. Va be', mi sono detta, iniziamo subito! Iniziamo con la battaglia contro questo mostro subdolo e vigliacco. Poi ho subìto l'intervento, ottenuto il referto dell'istologico che parlava di carcinoma duttale infiltrante, intraduttale, con linfonodo attaccato. Mi hanno praticato lo svuotamento ascellare , ho rifatto la chemio ,la radio . Sembrava non finisse più, mi sentivo svuotata io, di ogni forza, di ogni fiducia, eppure non ero sola, dovevo pensare ai miei cari: avevo troppo da perdere per non lottare con tenacia! Grazie a questa esperienza, ho conosciuto tante Donne, vere Donne con cui ho costruito un rapporto basato sulla fiducia e sul volersi veramente bene! Un rammarico? Si! Non avendo raccontato nulla alla mia mamma per non darle un altro dispiacere, mi sono mancati tantissimo i suoi abbracci : ne avevo così bisogno! Tuttavia, credo di avere fatto una scelta giusta e coerente: non volevo soffrisse, ma non è stato facile . Sono passati sei anni, vado avanti, sono persino nonna (da che certa gente sosteneva che non sarei potuta essere nemmeno moglie!): ho dimostrato di essere una persona forte, determinata, capace di superare il peggiore dei mali, figuriamoci tutto il resto! E sono felice, vivo per tutto ciò che la vita mi potrà offrire. Grazie a chi mi leggerà.

Quando il destino vuole aiutarti a vivere di Cecilia Sicutieri

Nel Maggio del 2011 ero in pieno entusiasmo ma anche in piena stanchezza da ristrutturazione della casa come la sognavo da qualche tempo.

Mi arriva la lettera dell'Ispo con la data per fare la mammografia ed io, immersa tra lavoro, operai, scatoloni rimando a luglio perché non ho tempo di farla.

Oltretutto non essendoci in famiglia nessuno che abbia avuto un tumore al seno e non sentendo nulla, non mi preoccupavo.

La signorina mi sposta a luglio la mammografia, ma io sono ancora nel pieno dei lavori e telefono per disdire, giuro, proprio disdire e ricordo che dissi " la farò tra due anni quando mi richiamate, ma adesso per me è un problema fissare, tanto non mi hanno mai trovato nulla di strano quindi salto".

Così dissi.

La signorina fu carinissima perché insistette e disse che i primi di settembre scadeva questo round di chiamate e m'implorò di vedere se proprio non potessi infilarci quest'appuntamento.

Beh, le dissi, sono in ferie e vado una settimana al mare, ma il giorno prima sono ancora a Firenze, me lo può mettere il primo di settembre? Si.

Così più per non deludere la signorina che per mia convinzione fissai il primo settembre.

Vado al mare e dopo due settimane mi chiamano per un ago aspirato. Una lucina si accende e come faccio di solito per sicurezza, mi preparo che può anche essere un tumore, senza cercare di convincermi che va tutto bene per forza, del resto sono mortale, non sono Nembo Kid.

Faccio l'ago e dopo altre due settimane circa mi telefonano dicendo che l'ago ha dato esito NEGATIVO (quindi tutto bene) ma che la dottoressa vuole maggiore certezza con altro ago aspirato questa volta in mammografia e non in ecografia.

Vado con la vocina che mi ripete di prepararmi... Si sa mai.

La dottoressa mi fa vedere la lettera con esito negativo. Nessun problema.

Ma lei non è convinta e dopo l'ago in mammo altri giorni dopo mi richiamano al telefono alle otto di mattina e capisco, ero già pronta.

Vado e confermano un tumore al seno sinistro maligno. Io che volevo rinviare...

La dottoressa che poteva accettare la prima diagnosi di negatività e invece ha voluto indagare meglio...

Qualcuno (penso sempre a mia madre) lassù ha voluto che quella mammo fosse fatta subito in quel momento.

Infatti era un duttale infiltrante ancora di grado 1 e senza aver intaccato i linfonodi.

Questo tumore ormai risolto mi ha cambiato la vita.

Presa dalla voglia di capire, se mai fosse possibile, dal giorno in cui ebbi il foglio della biopsia in mano mi gettai su internet e da allora mi sono appassionata a studiare l'alimentazione, la cosmesi, e tanto altro.

Io che mangiavo tutto, tanto, con le persone che dicevano " che bello vedere una donna che apprezza il cibo e mangia". Mi sentivo sana di essere così, mangiavo tutto.

Invece ho cambiato alimentazione (perdendo oltretutto dieci chili della menopausa), leggo gli INCI, ho letto the China Study, ascoltato Berrino e letto tanto. Ho fatto le mie scelte e oggi a sessanta anni sono serena e felice perché penso di rispettare il mio corpo.

E ogni giorno cerco di avvicinarmi quanto più a ridurre ciò che reputo dannoso, scoprendo nuovi stili di vita e di uso della propria energia.

E sto bene

GIRASOLI di Vincenza Stecchini

Ho letto con molta attenzione tutti i racconti delle amiche del gruppo e ho pianto, lacrime che non sono riuscita a trattenere, un peso enorme nello stomaco e improvvisa la voglia di condividere con voi tutte, anche la mia esperienza.

Mi sento in colpa, per essere stata più fortunata rispetto a tante donne che hanno fatto o che fanno un percorso di sofferenza ben più duro del mio.

Io mi sono ammalata a quarantasei anni in un momento felice della mia vita, un periodo in cui mi sentivo onnipotente e mi sentivo realizzata in tutti i campi sia personali che professionali.

E' proprio vero che nulla avviene per caso.

E' stato così che una mattina mi sono alzata, ho guardato i girasoli affacciata alla finestra di casa mia e ho deciso, dietro ad un forte impulso, che dovevo fare una mammografia, il tarlo del cancro al seno l'ho sempre avuto, anche se nella mia famiglia nessuno mai aveva vissuto un'esperienza simile. Sapevo che prima o poi il mio seno mi avrebbe mostrato una parte di sé che non conoscevo ancora...

Il risultato della mammografia fu subito evidente. Ci fu necessità di una prima biopsia che certificò la neoplasia- e di una successiva risonanza magnetica.

Finalmente lo avevo trovato il "bastardo"...era tutta la vita che lo aspettavo.

Quando uscii dall'ambulatorio, ero di una calma spaventosa, avevo sempre pensato che fosse stato terribile affrontare un cancro ma ora che lui era dentro di me, quasi non mi pareva, sapevo solo che così doveva essere e che quindi tutto andava affrontato. Solo nei giorni seguenti, lentamente, questo stato d'animo mutò per lasciare il posto a sentimenti totalmente diversi... ho vissuto le mie giornate come in trance, dentro di me un grande macigno... che aveva fatto vacillare immediatamente tutte le mie certezze.

La risonanza magnetica, ripetuta tre volte e accompagnata dai vari prelievi eco guidati, mostrò ampie zone nebulose e non circoscritte, con risultati bioptici tutti negativi.

Seguì un primo intervento di quadrantectomia con la scelta del chirurgo fatta quasi a caso da un elenco, scelta dettata unicamente dalla musicalità che mi evocava pronunciare quel nome, fui immediatamente pervasa da una sensazione di benessere.

Ed è stato proprio grazie a quel chirurgo, così determinato e scrupoloso che durante l'intervento programmato, fu ispezionata quella zona d'ombra rilevata dalla risonanza magnetica ma esitata negativa dalle varie biopsie.

E' proprio vero che nulla avviene per caso.

La sorpresa arrivò dopo.... alla consegna del risultato istologico post intervento.

Dovevamo nuovamente intervenire, mastectomia... e questa volta con urgenza perché nella realtà dei fatti quella zona nebulosa ed estesa nascondeva ulteriori tre tumori infiltranti che si erano già diffusi per tutto il tessuto mammario.

Mia sorella, che mi aveva accompagnato in ospedale a ritirare l'istologico della quadrantectomia, piangeva come una fontana ed io le facevo coraggio con una freddezza e una determinazione di cui ancora oggi mi sorprendo ... in fondo si trattava solo di togliere un seno e dentro di me pensavo... che fortuna averne solo due!

Di nuovo tutti gli esami, eco, mammo, risonanza e quant'altro e poi per ultimo la visita dal chirurgo plastico per la ricostruzione.

Il chirurgo plastico fu molto molto carino, vedo ancora oggi il suo viso e il suo sguardo e i suoi grandi occhi chiari, delicato e rispettoso nei gesti e nelle parole, tenero e professionale insieme... ma quando uscii dall'ambulatorio piangevo tutte le mie lacrime e il mio dolore, il mondo mi cadeva addosso per la seconda volta e vivevo anzitempo la mia mutilazione sia fisica sia psicologica.

Era una rigida giornata invernale, con un sole a tratti ovattato e tiepido che sbucava dalle nuvole, con il freddo che pungeva il volto e che raffreddava le lacrime che scendevano dal mio viso, dentro di me il gel, è stato allora che ho visto venirmi incontro una giovanissima donna in una carrozzina a rotelle, i nostri sguardi si sono casualmente incrociati, lei era senza una gamba ed io mi sentii in colpa, colpevole del mio dolore e poco rispettosa di quello degli altri.....in fondo, mi dicevo, che diritto avevo io di disperarmi? In fondo l'intervento serviva a salvarmi la vita... Allora era perché mi avrebbero tolto un seno? .... Quando quella giovane donna avrebbe dovuto fare a meno di una gamba? Io potevo camminare... lei no... e se fosse accaduto a me? Questo pensiero non mi ha più abbandonato.

Dal quel momento in poi è iniziato un percorso di sofferenza e di disperazione, però costruttivo, un percorso di consapevolezza e di accettazione. Di giorno fredda e presente quando ero in famiglia (oddio quanto è stato difficile dirlo ai miei figli...) e di notte o quando ero sola, piangevo lacrime di disperazione, mi sentivo senza scampo e in più mutilata nel corpo e nello spirito...

Quando penso a me in quel periodo, mi vedo come una piccola statua di vetro con la forma di un corpo rannicchiato su se stesso, con il viso appoggiato alle ginocchia, e con le braccia incrociate quasi come fosse un abbraccio di me... questa immagine che ancora oggi mi porto dentro mi ha aiutato a raccogliere tutte le energie di cui avevo bisogno.... ed è stato il mio regalo.

E' proprio vero che nulla avviene per caso.

Una mattina, decisa a prendere in mano la mia vita o quella che restava di essa, mi sono messa al computer alla ricerca di qualcosa che non sapevo cosa fosse e trovai un articolo che parlava di un centro di riabilitazione oncologica, qui, a Firenze, nella mia città, e che faceva accoglienza ai malati oncologici con la specificità del cancro al seno.

E' così che sono approdata a Villa delle Rose dove ho partecipato a degli incontri di gruppo di psiconcologia, questa struttura e i suoi operatori hanno rappresentato per me un nuovo punto di partenza importante, è stata molto dura ma lentamente e dopo un grandissimo e costante lavoro su me stessa, qui è cominciato il mio percorso di condivisione prima e di trasformazione e di rinascita poi.

Non avevo mai pensato al cancro come a un dono, non avevo mai pensato che un giorno, guardandomi indietro, sarei stata felice di aver vissuto la mia malattia che tanto mi ha insegnato ma che anche tanto ha lasciato sul campo.

Una volta un'amica mi ha detto che "in mezzo alle nostre crepe un filo d'inchiostro può rimettere assieme i nostri malandati pezzi, come un filo d'oro rimette insieme i pezzi di un vaso rotto come nell'arte orientale del kintsugi, e lo rende ancora più bello".

L'amazzone è finalmente diventata una guerriera, fortificata nello spirito pur con le sue fragilità e soprattutto con il tutto suo bagaglio personale al quale oggi sono riconoscente.

Grata alla vita per avermi offerto una seconda opportunità e grata al tempo per aver arricchito la mia vita, oggi determinata nel non volere accettare più compromessi ma con la certezza di voler finalmente vivere una vita dove il tempo ha veramente un valore diverso.... il valore del presente e non più del futuro e con la consapevolezza che il passato ci aiuta a capire.

Oggi sono una volontaria della Lilt a Villa della Rose e la gioia più grande è vedere entrare da quella porta una donna con una lacrima e vederla uscire con un sorriso perché consapevole che da quel momento in poi non sarà più sola, come mi sono sentita io per tanto tempo.

IO...CATERPILLARMAMA   di Tiziana Susini

Mi son sempre chiesta se i forti dolori della vita potessero arrivare a farti male fisicamente...beh diciamo che forse qualche risposta me la son data.

Nasco come Tiziana quarantatré anni fa, due genitori splendidi, tre fratelli più grandi, un'infanzia e una adolescenza nella media, con alti e bassi, come penso la maggior parte delle famiglie...

La vita aveva in serbo ahimè tante sorprese, tralasciamo le piccole disavventure, partiamo dal 2009, più precisamente agosto 2009. Ero ormai una donna, una mamma, una moglie, tredici anni passati con Saverio, una figlia, Alessia di quattro anni poco più, una casa nostra, fatta con tanto sudore, una vita felice che stava per arrivare al termine, è si avete capito bene, al termine, perché da quel maledetto 8 agosto 2009, divento vedova, divento CATERPILLARMAMA. Saverio lascia me e Alessia, muore sulle sue amate Apuane, aveva trentasette anni, ed io trentaquattro con Alessia da crescere.

Passa il tempo, decido di vendere la nostra casa, Alessia non voleva starci, infatti, nel frattempo ci eravamo trasferite dai miei genitori, eravamo coccolate, e supportate... ma non era ancora finita...nel 2010 muore mio padre, per un cancro al cardias, nel 2011 muore mia madre, cancro all'intestino...tre anni di dolore, per me, e per Alessia, anni, dove tutte le nostre certezze si sono volatilizzate... sono stata forte, sono stata immensa, sono stata viva, per Alessia, per me, e per la memoria di chi non c'era più.

In tutto questo stridio di sofferenza c'è stata una nota intonata, che ha un nome, Iulio, l'uomo che tra il 2010 e il 2011 ha imparato ad amare, me e Alessia, l'uomo con il quale ho continuato a respirare... e arriviamo al 2015, nasce Asia, Alessia è al settimo cielo, tutti lo siamo, finalmente un po' di pace, felicità, e buoni auspici... no, mica vuoi cavartela così...gennaio 2017 sto ancora allattando Asia, sotto la doccia sento un pallino, mmmmh, non mi piace, mia zia morì circa 30 anni fa di cancro al seno, altri tempi lo so, ma in famiglia c'era, senza contare tutti gli altri cancri.

Nel giro di pochi giorni faccio un'ecografia, dal così detto luminare di Pistoia, nodulino di 6 mm, secondo lui non era niente di che, morbido, mobile, mi disse di tornare dopo sei mesi al controllo. Tornai a settembre al controllo, dopo otto mesi... finita la visita, il luminare mi salutò facendomi gli auguri, non li detti una testata solo per educazione. Da questo momento in poi, ago aspirato, risultati, visite su visite, la decisione di non scegliere Pistoia, ma Careggi, affidarsi in tutto e per tutto a medici, che secondo me sono stati bravissimi, ma soprattutto dire alla mia famiglia cosa stava succedendo. Ai miei fratelli, alle bimbe.

Lo scoglio più grande, far soffrire DI NUOVO Alessia.

Sapevo di avere una figlia di tredici anni in gamba, ma non credevo così tanto, ha pianto, ha avuto paura, ha aiutato la sua sorellina Asia di tre anni a capire che la mamma doveva prendere le medicine, mi ha detto di avere solo me, e che non dovevo mollare, a dire il vero non ci avevo nemmeno pensato a mollare.

Bene, il 5 dicembre 2017 sono operata, mastectomia con dissezione ascellare... l'istologico mi regalerà un pacchetto completo... il mio intruso da gennaio a dicembre, era cresciuto da 6mm, a 2,5 cm multifocale, estrogeni 100%, progesterone 100%, her2 neg., ki67 40%, su 21 linfonodi tolti, 2 positivi...

Il 2 febbraio 2018, dopo tac, e scintigrafia pulita, inizio la chemio, 4 rosse, 12 taxolo.

Dopo la prima rossa dalle mie figlie e da Iulio mi faccio rasare i capelli, che risate da grulli in quel bagno.

Non ho avuto grandi effetti collaterali con le chemio, il minimo sindacale, come dicevo in reparto alle infermiere. Comunque avevo bisogno di confrontarmi con qualcuno che conoscesse la stessa realtà, su facebook mi sono iscritta a vari gruppi, ma uno in particolare lo sento più vicino, forse perché alcune di loro le conosco personalmente? Tipo la Naida, la Laura, ma soprattutto la Cencetti, conosciuta personalmente in reparto, uscita dalla stanza mi son detta, "badate te, credevo di essere forte io, e invece c'è chi ha più cazzim di me"!!

A luglio ho finito le chemio, ed ho cominciato con il tamoxifene, l'enantone lo avevo iniziato a febbraio, i capelli son tornati, il sorriso non lo abbiamo mai mollato, ho un uomo vicino che mi ama, anche se sono cambiata sia fisicamente, sia interiormente, ho due figlie che mi rendono orgogliosa, ho capito chi mi vuole, e chi no...

La strada è ancora lunga, ma io sono CATERPILLARMAMA, il mio bicchiere è sempre mezzo pieno, e quando si svuota? ....Lo riempio

Io e... il cancro di Naida Tesi

Avevo appena undici anni quando il mio babbo ci ha lasciati, la nostra vita è cambiata notevolmente sotto tutti gli aspetti. Io ho appreso troppo presto come questa malattia riesca a trasformare una persona anche se ancora giovane.

A venticinque anni avevo già due figlie, la seconda figlia a 15 mesi le è stato diagnosticato un neuroblastoma III stadio, ricoveri, intervento, chemio per un anno intero, un dramma ,vivere in un reparto oncologico pediatrico è un vero dramma. Ti lascia un segno indelebile,non puoi dimenticare. I compagni di gioco di tua figlia che spariscono e non rivedi più. Bambini in camere sterili che vedi dal vetro, bimbi che urlano e si domandano "perché a me"?

Nostra figlia è con noi ed è una splendida donna madre di due figli!

 A quaranta anni, mia madre (aveva 70 anni) si scopre un nodulo al seno, vivevamo insieme pertanto, nonostante lavorassi, sono diventata accompagnatrice, infermiera, punto di riferimento per lei. La situazione si è capovolta lei era da proteggere, curare, tutto quello che erano cure e medici passavano da me. Una donna piena di vita che non ha abbandonato mai la speranza di guarire, ma purtroppo dopo quattro anni ci ha lasciato.

27 marzo 2013 vado a fare eco al seno come ho sempre fatto da sempre. Mi chiede come mai è venuta, ha qualche sintomo? Mi fa male un seno, ho familiarità ed è un anno dall'ultimo controllo. Mi risponde: quando c'è, qualcosa non fa male e un caso in famiglia non è detto che sia familiarità! Visita ok, inizia

a fare eco e rimane su una zona del seno. Io già in ansia chiedo, la risposta non si fa aspettare, c'è qualcosa di molto piccolo ma preoccupante.

Sono uscita avevo già appuntamento per il giorno dopo per mammografia. Confermato! Era la settimana di passione in tutti i sensi la domenica sarebbe stata Pasqua!

Quanto ho pianto da sola e tutte le volte che raccontavo quello che mi stava succedendo.

Poi intervento di quadrantectomia, dopo un mese scavo ascellare perché dall'istologico è risultato "triplo negativo", ... chemio e radio. Ho affrontato il tutto andando al lavoro (quando possibile) mi aiutava stare in compagnia riuscivo a concentrarmi su altro. Ho cercato di affrontare il tutto in prima persona e coinvolgendo il meno possibile le mie tre figlie. Mio marito devo dire che è stato presente quando ne ho avuto necessità, è stato bravo!

Ho conosciuto Pinuccia a un convegno dell'Associazione Voglia di Vivere di cui faccio parte a Pistoia, mi sono iscritta a "Tumore al seno", ormai avevo terminato le terapie ma avevo bisogno del confronto con altre donne, perché le paure. non si superano mai. Ho conosciuto personalmente donne stupende che oggi sono mie amiche, anche se abitano lontano, le sento vicino a me, quando ci vediamo è una grande festa!

Starò bene perché me lo merito di Manola Torelli

Non è semplice scrivere in questo momento del mio cancro al seno .
Non lo è mai stato ma ora di più perché sto affrontando un altro problema di salute ...
Mi hanno da poco diagnosticato una leucemia linfoblastica acuta e aggressiva con con PH+.
E ancora mi domando il perché di questo accanimento.
Ho una sarcoidosi polmonare, il morbo di moskovitz, tutte recidivanti, malattie autoimmuni che ogni tanto tornano.
Parliamo dell' argomento principale...
Ho perso la mamma nel 2007 per tumore al seno, scoprì di essere ammalata il giorno che io ho partorito Luca il mio primo figlio il 21/10/ 1999 e morì il 20/10/2006 giorno in cui avevo organizzato la festa di compleanno di Luca. Che per volontà di mio padre festeggiammo per lui.
Quando la mia mamma si ammalò, io iniziai i controlli annuali... Non sentiva ragioni ..voleva che facessi ecografie e mammografia. Così ho sempre fatto.
Come quel 30 novembre 2010 andai a fare la mia mammografia. Il medico disse che c'era qualcosa... un nodulo solido e fece immediatamente un ago aspirato. Io ero da sola, spaventata, Non capivo più nulla.
Sono uscita da quell'ambulatorio frastornata.Non sapevo cosa fare.
La sera ne parlai con mio marito e lui ..disse di aspettare i risultati di Non essere subito negativa.
Non informai nessun altro ...
10 giorni dopo arrivò la telefonata.
Diagnosi tumore triplo negativo 5 cm
Il giorno dopo mi recai dall'oncologo lo stesso della mia mamma.
Mi disse le cose come stavano, mi spiegò il tipo di tumore e le terapie che avrei dovuto affrontare.

Cominciò a, prescrivere esami, risonanza, ecografia, scintigrafia, biopsie.Lui parlava e io ero in un tornado.

Con me quel giorno c'era mio marito (ora ex).Siamo usciti in silenzio ,non una parola...poi mi fermai e cominciai a piangere. Come potevo dire a mio padre, mia sorella e ai miei figli questa cosa?

Prima parlai con il mio papà e mia sorella... spaventati e sconvolti. Io come mio solito positiva, dissi che il medico mi aveva detto che la cura adatta, sarebbe stata la chemioterapia, perché per il mio tipo di tumore, risultava molto efficace.

Feci tutti gli esami .. Il linfonodo sentinella positivo.

Si decise di fare subito la chemio per cercare di rimpicciolire quella massa di 5 cm.

Parlai con i ragazzi, spiegando loro il necessario...

Inutile spiegare gli effetti chemio che tutte sappiamo...

Dovevo gestire mio padre perché in panico, mia sorella, perché in crisi. Il marito fuori oer lavoro ed io chiedevo il meno possibile ,non negavo mai un sorriso a nessuno...ascoltavo,anche menate assurde ma lo facevo. Seguivo i miei figli a scuola...

Quando mi trovavo da sola, crollavo... quanti pianti sotto la doccia... mentre mi lavavo quella, testa pelata...

Poi mi operai, Il tumore Non era calato tanto ma nemmeno era cresciuto. Feci lo svuotamento ascellare e la riduzione del seno sano. Mi sono sempre fidata dei miei medici, delle infermiere di tutto lo staff sempre presente. Il post operatorio non fu facile, infezioni, capezzolo in necrosi ... insomma . semplice .

Le cicatrici non guarivano ... scoprirono il morbo di moskovitz una malattia ematologica ...rara e pericolosa. Mi presero per i capelli. Mi curarono con plasmaferesi... Le cicatrici cominciarono ad andare meglio , le infezioni pure.

Nel 2012 una recidiva di moskovitz...più grossa della prima ..di nuovo plasmaferesi. e immunosoppressori...coma una settimana..Ma andò bene ancora una volta.

Ero sempre sotto controllo, tra ematologia, oncologia, dove. finì il mio percorso con radioterapia.

Insomma, ogni mese controllata .

Il tumore Non c'era più.

 La sarcoidosi e il moskovitz ogni tanto bussavano...e via si mettevano pezze.

Nel frattempo il mio matrimonio é finito, i ragazzi cresciuti...ed io sempre alla,ricerca di un po' di tranquillità.

A luglio di quest'anno di nuovo sarcoidosi... Porto i ragazzi sulle mie amate montagne. Che fatica...Non respiravo, non avevo forze ero esausta. Le cure per la sarcoidosi sembrava Non funzionasse...

6 settembre la sera sto malissimo. Pronto soccorso ...

Si ricomincia ... altra malattia da curare leucemia. Una botta tremenda, un incubo, uno scherzo... Non poteva essere.

Ospedale, isolamento, chemioterapia...sto curandomi e nonostante tutto ... cerco il positivo sempre.

Per me, per i miei figli.

Dovrò affrontare un trapianto di midollo ... ok.lo farò...

Dovrò trovare un donatore compatibile ... ok lo troverò ....

Le cure saranno sempre più pesanti ... starò male, riperderò i capelli ... ok si affronta.

Perché tutti questo? Non lo so .

Lo so starò bene ... me lo merito ...io e i miei figli ...la mia famiglia c'è lo meritiamo. Questo dico ogni giorno e continuerò a farlo.

Staremo bene.

Lo sghignazzo e lo spritz di Liana Vena

"Hanno avuto la fortuna di vivere fino a questa età", ho pensato guardando alcune anziane signore, mentre stringevo in mano il foglio del referto, sul corridoio esterno dell'ospedale di Ponte a Niccheri. Un pensiero improvviso, mai sfiorato prima, in 45 anni di vita. Avevo ancora negli occhi lo sguardo costernato del giovane medico che mi aveva convocata: carcinoma mammario, duttale, infiltrante, eccetera ... In quel momento non sapevo quanto sarei diventata esperta, di lì a poco, di tutti i termini ad esso correlati. Restai fredda, chiesi che cosa avrei dovuto fare, quali le prospettive nel breve tempo e presi la porta. Non ricordo se salutai. Dopo pochi minuti mi trovavo ad invidiare vecchie rinsecchite e rincoglionite perché loro, almeno, quel traguardo lo avevano raggiunto. Io, quasi 50enne, senza figli, matrimonio fallito, ospite in una città che stento ancora a sentire mia, avevo aggiunto soltanto il cancro al triste novero. Non ero sola, stavolta. In macchina guardai il viso del mio giovane compagno: stavamo insieme da pochi mesi e già gli avevo scodellato addosso un problema che appariva più grande di ogni sua possibilità. Mi fece una tenerezza immensa, quando dopo pochi minuti di silenzio, mi chiese se avessi voglia di un dolce. Prendemmo un millefoglie da Marisa, muti, e non lo finimmo. A casa pianse, mentre io lo abbracciavo dicendogli di non essere preoccupata, che lo avrei affrontato come avevo affrontato altre difficoltà, senza paura. Non posso dire che non me lo aspettavo, il mostro. Pare che colpisca più facilmente chi già è provato da esperienze traumatiche, perché trova un varco facile nelle ferite dell'anima. Aver lasciato la mia città, nella quale coltivavo i miei interessi, quelli che non sono riuscita più a recuperare; averlo fatto per inseguire un amore falso, un uomo sottilmente violento dal quale sono scappata; la solitudine che ne è seguita; gli anni difficili del precariato lavorativo; i coinquilini e poi un abbandono dolorosissimo da parte di un compagno che aveva fatto di tutto per essere il mio. Solitudine, ancora, e la nostalgia amara per i miei genitori, mio padre già malato allora, ghermito anche lui dal mostro. Rabbia, anche, infantile, verso la famiglia che non era stata in grado di tenermi vicina. Era naturale che il cancro trovasse in me un comodo sofà su cui adagiarsi indisturbato. Chissà da quanto tempo, poi! Strana cosa pensare che vivi, lavori, chiacchieri, vai in vacanza, prendi un treno, bevi uno spritz e nel frattempo una cellula malata si affaccia subdola e si impossessa di te, da dentro. Mi pareva di sentirlo sghignazzare, il mostro, ogni notte mentre mi coricavo sul lato sinistro, palpando quella pallina tonda e scivolosa. Finalmente riuscivo a provare tenerezza per me stessa: di colpo non vedevo più i miei difetti, le mie gambe pesanti, i miei capelli ribelli, il naso volitivo. Di colpo mi sono riscoperta ad amarmi, follemente, disperatamente così come ero, proprio mentre temevo che, da qualche parte di lì a poco, mi sarei lasciata sfuggire. Durante il periodo della diagnostica che precede l'intervento mi sembrava di vivere aprendo porte, come posare uno sguardo sempre più lucido sulle cose, sulla vita, sulle persone. Molta gente è scappata, ma le persone giuste sono rimaste e hanno accompagnato intelligentemente il mio cammino di consapevolezza. Della quale non avevo granché bisogno, sia chiaro. Una volta che sopraggiunge, tuttavia, te la tieni e te la spolveri con una certa cura. Il cancro mi ha avvicinata, nel tempo, ad altre donne che pur toccate dalla malattia hanno reagito con forza sovrumana e sono persone con cui amo stare, perché mi parlano della vita con una verità rara. Un pantheon di dee da cui traggo molto della mia quotidianità. Proprio mentre stavo per allontanarmi dai social, mi sono ritrovata a dare il buongiorno sui vari gruppi, partecipare a discussioni, progettare incontri. Pensando a loro mi sento ricca perché ho scoperto un altro modo di voler bene, anche a distanza. Mi innamoro di ciascuna ad ogni battuta scambiata attraverso il web. Chiacchiero con loro anche in assenza, mi fingo nel pensier conversazioni e situazioni. Questo mi fa ridere e mi piace. La decisione di non parlarne ai miei genitori lontani è stata immediata. Mio padre stava per operarsi di cistectomia. Lui non ce l'ha fatta: lo ho perso in estate e non ha mai saputo della malattia della figlia. Sono contenta almeno di questo. Il mio bellissimo papà, quello che- nonostante anziano- le signore della città invidiavano a mia madre e secondo il quale io ero la più bella del mondo. Due giorni prima di morire, gonfio in ospedale, inebetito dal "targin"mi aveva accolta col suo "Bella!". E mi ci ha sempre fatto credere. Quella voce avrò sempre impressa nel cuore. Nel frattempo, pensando di dovermi sottoporre alla chemioterapia, provavo parrucche, disegnavo sopracciglia e meditavo come nascondere il tutto alla mia famiglia con l'arrivo dell'estate. Lontana dal pensare che il cancro sia un dono, mi ritrovo comunque a ringraziare ogni mattina per la presenza di molte persone: i miei zii che, alla chetichella per non farsi beccare da mia madre, sono corsi a Firenze da Cosenza, da L'Aquila, sottraendosi al lavoro e alla famiglia per assistermi durante e dopo l'intervento. Loro hanno onorato la parola "zio". Ringrazio per la presenza del mio fidanzato che l'universo mi ha donato portandolo dal cielo; per mia sorella che ha combattuto con tempra leonina per gestire me e nostro padre e contemporaneamente affrontava l'ondeggiare del suo lavoro ; per il mio lavoro che nel tempo si è stabilizzato; per la casa che- tra mille sacrifici non ancora sfumati e difficoltà- sono riuscita a comperare come se fosse un riscatto per tutto ciò che non ho avuto; per gli studenti che, ogni giorno, vedono la professoressa ridere, sorridere, arrabbiarsi, predicare e non sanno che cosa porta in seno. Ah, il seno! Quello sinistro non c'è più: mastectomia. Al suo posto ho un espansore, una specie di palletta ripiena di liquido fisiologico. Il destro è lì, piccolo, moscio, basso. Chissà che ne sarà! Il mese successivo, dopo il ritiro dell'istologico ero al ristorante, davanti a un fritto di pesce, sorridente e atesta alta. Ho uno scatto di quella sera: avevo una voglia di vita che mi portava via! Gli effetti della terapia ormonale si presentano ogni mattina, con dolori alle gambe e al bacino, sopportabili a giorni alterni. Alcuni giorni mi viene da piangere, ma non posso assumere antidolorifici forti perché ne soffrirei lavorando: insegno e l'attenzione deve essere costante. I capelli leggermente diradati (sono in terapia da aprile 2018), glicemia e colesterolo che prima nemmeno sapevo esistessero da tenere a bada, ciclo scomparso , umore sismico, gonfiori che pare io possa tenere a bada con un buon esercizio fisico. No, non sono scampata, lo so bene, perché la malattia ti prende per mano e ti conduce passo dopo passo nelle sue spire e tu impari a conoscerne ogni sfumatura, ogni aspetto e possibilità di fronte alle quali ti pone. Ti impone persino di non avere più paura di lei, tanto da riuscire a parlarne con la stessa naturalezza che si sfodera parlando di scarpe e cosmesi. Anzi, arrivi al punto di volerne parlare, cerchi l'occasione per farlo anche quando l'imbarazzo degli interlocutori è evidente. Non sono scampata, ci sono dentro, ma come dentro all'Universo: è grande e quindi non lo vedi. Né mi sono mai chiesta perché sia capitato proprio a me. Anzi, mi sono spesso detta che per fortuna ha visitato me e non mia sorella. Me perché posso affrontarla, me perché non ho figli, me perché lavoro nel pubblico e dunque ho qualche tutela in più, me perché ero e sono lontana da alcuni affetti e posso mascherare meglio i momenti difficili.

Io, per adesso, vivo e poi si vedrà . Soltanto, mentre correggo versioni di latino o bevo uno spritz, ogni tanto ci penso che potrei avvertire di nuovo lo sghignazzo stridulo del mostro

La mia storia con il cancro di Lorenza Zanoni

Sono consapevole di non essere l'unica persona che vive con il tumore, conosco tantissime ragazze e donne che come me, combattono il cancro da qualche tempo. Ho sessantanove anni e ci sono giorni in cui la tristezza, la paura e la rabbia, fa da padrone. Quante volte mi sono posta la domanda: Perché proprio a me? Sì, perché da più di venti anni per tre volte mi sono ritrovata con un ospite bastardo. Ho attribuito colpa al fumo di qualche sigaretta, di essere stata troppo vicina a una fonte inquinante o a fughe nucleari...

Fui operata il 13 aprile del 96, quel giorno avrei dovuto festeggiare ventisette anni di matrimonio, invece quadrantectomia mammella sinistra con svuotamento ascellare. Feci trenta sedute di radioterapia e per quindici anni non ebbi problemi, mi sentivo fortunata e non pensavo a un suo ritorno ma... nel maggio del 2011, in pochi giorni si materializzò la mazzata più terribile e catastrofica che una persona può provare, le tanto odiate metastasi, ai polmoni e alla pleura, un bel numero, erano tredici e di più misure.

In quei giorni soffrivo di dolori atroci alle braccia e allo sterno, cercavo di tenerli a bada con antidolorifici. Andai a fare l'ecografia e mi disperai, poi con la forza della disperazione, che non sapevo di avere, cercai di combattere. Volevo vivere, non morire. Con coraggio riconobbi il male, grazie all'aiuto dei medici, delle terapie, la famiglia e le amiche, a capofitto iniziai a ribellarmi ...

Mi convinsi che il tumore si nutriva delle mie paure, dei pianti e delle debolezze, perciò lo sfidai su più fronti: col dialogo, (sì parlavo con lui) Iniziai una domenica mattina in barca, indos-

116

savo sopra il costume, una maglietta di cotone bianca per ripararmi dal sole, facevo la radioterapia, mio marito era in acqua ed io volevo fare il bagno ma avevo paura dei dolori, così a voce alta iniziai a parlare con lui:

"Non cominciare a farmi male, sai che non sono brava a nuotare, altrimenti affoghiamo entrambi".

Mi truccavo con più attenzione, indossavo abiti più belli, collane e orecchini intonati. In casa non facevo nulla, mi riposavo e tenevo le forze per combattere il male, andavo in profumeria, vendere una crema o un profumo non era faticoso e scrivevo, parole e parole nel quaderno. Ansia, paura, ricordi, emozioni e voglia di vivere per mio figlio, veder crescere mio nipote, per mio marito Roberto e per mia madre che era spaventatissima, non voleva sentirmi parlare di tumore, figuriamoci di metastasi, in pochi mesi le pagine diventarono un libro: "Nata con la camicia".

Arrivai anche a fare un compromesso con il male:

"Se tu non mi fai morire con me ci puoi stare, io ti porto in giro, però se mi vuoi far contenta ti devi rinsecchire".

Chi mi chiedeva come stavo raccontavo e raccontavo, così nel quartiere tutte le donne tifavano per me, c'erano amiche che andavano a pregare per me nelle chiese e nei santuari, alcune arrivavano con pezzetti di cotone imbevuti di acqua benedetta, altre con santini, Madonne e croci.

In ottobre feci la Tac di controllo e le metastasi erano diventate "Filamenti". Una grande vittoria di squadra, felicità senza uguali, festeggiai con famiglia, con i medici, le amiche e le clienti, nessuno si aspettava un risultato così positivo in pochissimi mesi.

Qualche mese ancora di lavoro e andai in pensione. Mi cambiò la vita, potevo fare tutto quello che non avevo mai fatto, a volte nulla, leggere un libro per un pomeriggio, scrivere, andare al parco a fare ginnastica, a passeggiare con le amiche, iniziai anche un corso di scrittura creativa.

Ai controlli, tutto andava bene, ma nei giorni di Natale del 2015 sapevo e non so come lo avessi saputo di riavere le metastasi. Andai al controllo a gennaio, e sì, ancora una volta mi ritrovai con due metastasi ai polmoni. I medici cambiarono terapia, da una compressa al dì passarono a una iniezione ogni ventotto giorni e, pochi mesi dopo mi ritrovai nuovamente con filamenti.

In quei giorni che lottavo mi venne un idea bizzarra. Il tumore bussava alla mia porta ogni volta che passavo un periodo triste o doloroso. Ripercorsi così gli ultimi vent'anni e contai molti episodi di forte stress, lutti con perdite di persone care e sofferenze per dei litigi o malintesi, mesi prima della comparsa del cancro, il dubbio si rendeva concreto sempre più, sicuramente lo stress è stato una concausa. Tutto può essere.

Con Facebook sono diventata amica di tante ragazze meravigliose, sono iscritta a più gruppi del tumore al seno e con loro scriviamo della malattia. Con alcune ci vediamo ai raduni una due volte l'anno.

La mia è una storia come tante altre, il male mi ha tolto la serenità, la forza e la sicurezza, mi stanco facilmente, il braccio sinistro lo adopero poco perché se gonfia sono dolori. Apprezzo e gioisco per la bellezza di un fiore, il sorriso di un bambino, un bel panorama ed un tramonto.

Se mi domandano come si vive sapendo che ho la spada di Damocle lì, pronta a colpirmi, rispondo che nonostante tutto quello che ho passato vivo. Quando ho tempo o sono giù di morale scrivo, un racconto, una fiaba, il seguito del romanzo fantasy, viaggio con i miei personaggi e con loro non penso al male, ho anche inventato una fata, è la protagonista di alcune fiabe si chiama "Desirée, la fata dei desideri impossibili"

Autori del libro in ordine alfabetico

Hanno raccontato la loro storia

Antonella Berti
Marilena Cappelli
Simona Cardioli
Cristina Cencetti
Marialuisa Ciotola
Patrizia De Maso
Diana
Daniela Dolesi
Nunzia Donato
Vincenza Elegante
Alessandra Faccini
Simona Giovani
Giulia
Gabriella Gotelli
Lucia Guazzoli
Antonietta Iorio
Renza Lana
Linda Lanis
Irene Lanziello
Letizia
Daniela Mammini
Nadia Mazzucco
Flavia Menicucci
Micaela Musso
Barbara Nardelli
Rossella Parolieri
Ida Rossi
Cecilia Sicutieri
Vincenza Stecchini
Tiziana Susini
Naida Tesi
Manola Torelli

Liana Vena
Lorenza Zanoni

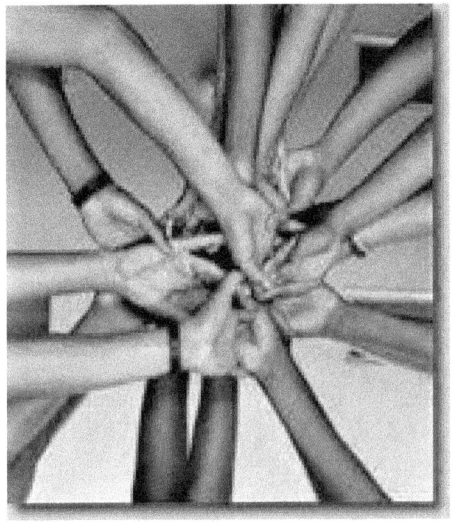

Tutte per una,una per tutte

IL PRIMO PRANZO A FIRENZE

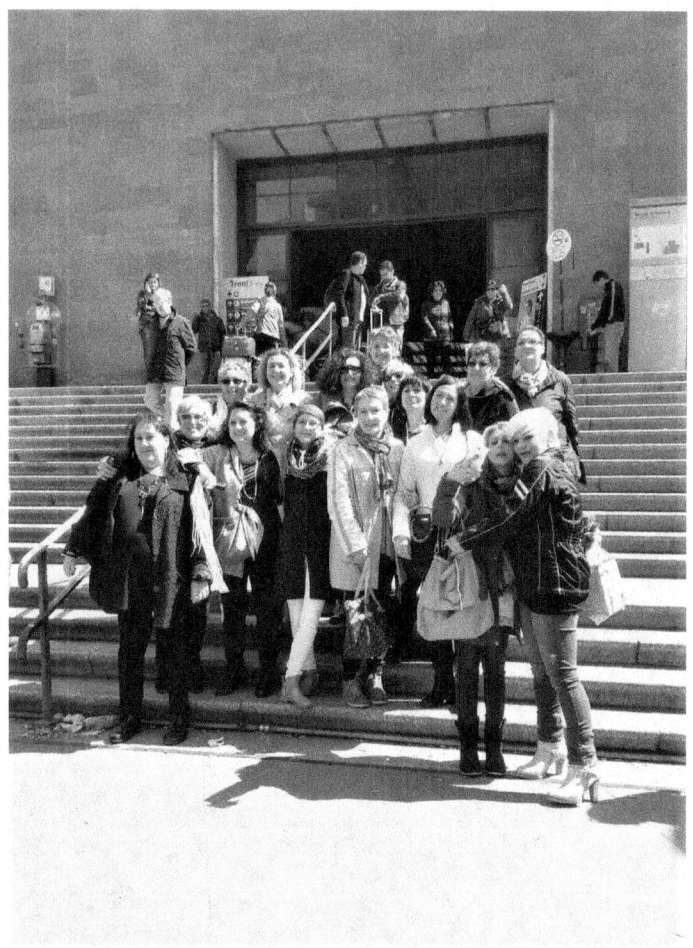

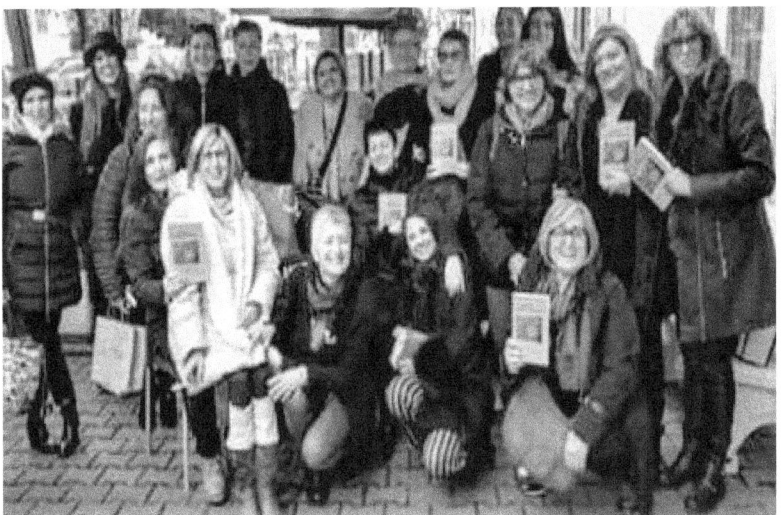

Pranzo a Viareggio e distribuzione della bozza di stampa del libro

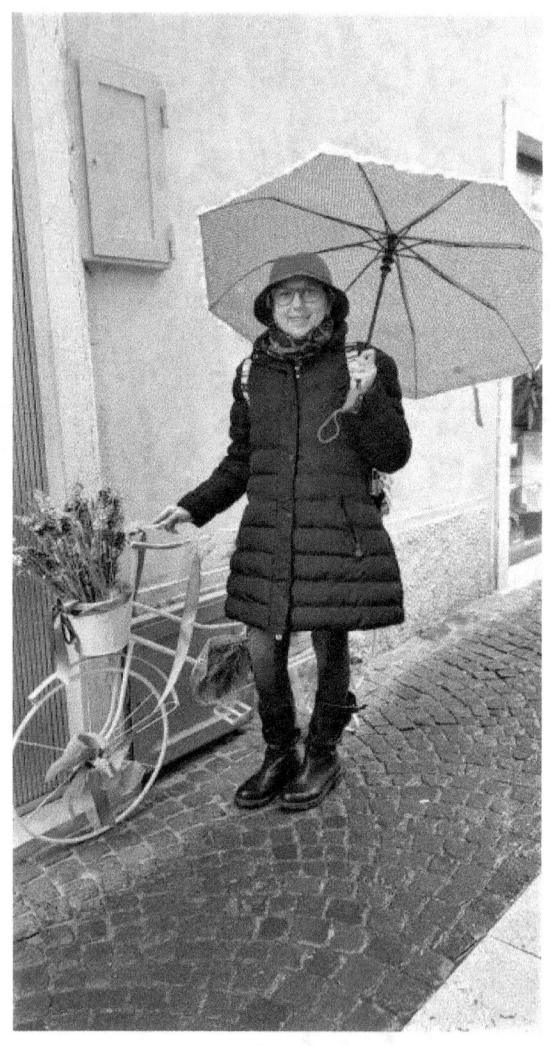

In memoria di Cristina Cencetti

Noi donne di Firenze e dintorni

34 storie di donne operate di tumore al seno

LE AMICHE, SONO QUELLE CHE RIMANGONO
QUANDO NON C'E' PIU' MUSICA.

Grazie a tutte voi che, mi avete raccontato la vo-
stra storie e mi avete autorizzata a pubblicarla,
prima attraverso antonellabertiwordpress e a-
desso a pubblicare il libro per fare beneficenza.

Antonella Berti

Tutte per una e una per tutte.

www.ingramcontent.com/pod-product-compliance
Lightning Source LLC
Chambersburg PA
CBHW070353220526

45467CB00001B/362